ÉTUDES

DE

CHIRURGIE INFANTILE

(Avec 23 Photogravures dans le texte)

PAR

Le Docteur FRŒLICH

PROFESSEUR AGRÉGÉ DE CHIRURGIE A LA FACULTÉ DE MÉDECINE DE NANCY

CHARGÉ DE LA CLINIQUE DE CHIRURGIE ORTHOPÉDIQUE A L'UNIVERSITÉ DE NANCY

PARIS

A. MALOINE, ÉDITEUR

25-27, Rue de l'École-de-Médecine, 25-27

—

1905

ÉTUDES

DE

CHIRURGIE INFANTILE

(Avec 23 Photogravures dans le texte)

PAR

Le Docteur FRŒLICH

PROFESSEUR AGRÉGÉ DE CHIRURGIE A LA FACULTÉ DE MÉDECINE DE NANCY
MEMBRE DE LA SOCIÉTÉ DE PÉDIATRIE DE PARIS
ET DE LA SOCIÉTÉ DE CHIRURGIE ORTHOPÉDIQUE DE BERLIN.
CHARGÉ DE LA CLINIQUE DE CHIRURGIE ORTHOPÉDIQUE A L'UNIVERSITÉ DE NANCY

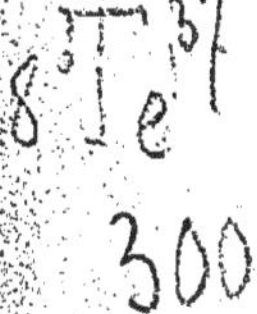

PARIS
A. MALOINE, ÉDITEUR
25-27, Rue de l'École-de-Médecine, 25-27

1905

PRÉFACE

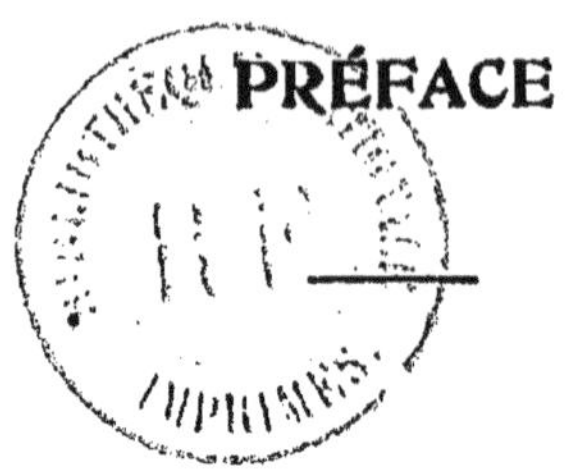

Dans ces études de chirurgie infantile que nous présentons au public médical, nous avons réuni d'une part un certain nombre des travaux que nous avons publiés sur ce sujet, depuis douze ans que nous nous sommes consacré à cette spécialité, et d'autres parts des études complètement inédites.

Quelques-uns des chapitres de notre livre durent être revus, notre expérience ultérieure ayant modifié dans la suite certaines de nos conclusions.

D'autres sont demeurés intacts, le temps n'ayant fait que nous confirmer dans les idées que nous avions émises.

La plupart des auteurs qui livrent à l'impression des cliniques ou des ouvrages didactiques de chirurgie infantile, croient utile de justifier la spécialisation de la chirurgie de l'enfance par des considérations tirées de l'évolution particulière des maladies et des traumatismes dans le jeune âge.

Il est devenu banal de répéter que la thérapeutique chirurgicale diffère essentiellement chez l'enfant et chez l'adulte, qu'un traitement utile chez l'un est nuisible chez l'autre ; que l'activité physiologique plus intense de l'enfant imprime aux affections chirurgicales et aux plaies une marche spéciale ; que sa réaction particulière pour certains anesthésiques fixe le choix de ce dernier d'une façon plus nette que chez les grandes personnes; que les traumatismes des os ont une répercussion immédiate ou retardée sur l'accroissement des membres amenant une atrophie ou un raccourcissement inconnu chez l'adulte et qu'il faut savoir empêcher ou pallier; que certaines infections chirurgicales sont exclusivement l'apanage des enfants; que les pertes de sang les plus minimes peuvent être funestes dans le premier âge et qu'entre deux interventions possibles il faut choisir pour lui celle qui économise le plus parcimonieusement le liquide sanguin; que les qualités morales enfin qui conviennent aux chirurgiens d'enfants ne sont pas celles que l'on demande aux chirurgiens d'adultes.

Ces considérations sont admises par tout le monde, il serait oiseux de s'y apesantir.

Mais en réalité et en allant au fond des choses on voit que ce que l'on appelle la *Chirurgie infantile* se compose de deux parties bien distinctes : *L'une qui ne diffent de la chirurgie de l'adulte que par les caractères de faiblesse ou de force de résistance* de l'enfant, mais dont la différenciation ou spécialisation d'avec la chirurgie générale n'est pas essentielle.

Rentrent ici les traumatismes, la plupart des lésions abdominales et rectales, la plupart des hernies, l'appendicite, la péritonite tuberculeuse, les lésions viscérales en général, les lésions vésicales et rénales en particulier et presque toutes les tumeurs.

L'autre dont l'analogie ne peut exister ou n'existe que exceptionnellement chez l'adulte: je veux parler des malformations congénitales, encéphalocèles, spina bifida, becs de lièvre, tumeurs érectiles, et surtout des *malformations congénitales et des lésions de croissance des os des membres et de la colonne vertébrale.* Celles-ci constituent pour le moins les trois quarts de la *chirurgie infantile* et on est convenu de les décrire sous le nom de *chirurgie orthopédique.*

En Allemagne, la spécialisation chirurgie infantile n'existe point dans les Universités, elle est remplacée uniquement par la chirurgie orthopédique dont les brillants représentants : Lorenz, Hoffa, Vulpius, Lange, Schulthess, Bardenheuer, Schanz ont fait faire à cette partie de la chirurgie infantile de bienfaisants progrès.

En France, au contraire, la chirurgie orthopédique n'a jamais été séparée de la chirurgie infantile et cela pour des considérations sociales et hospitalières qu'il est facile de comprendre.

Dans les différentes Universités de notre pays nous voyons sortir des cliniques magistrales ou complémentaires de chirurgie infantile que toutes les Facultés de médecine ont fondées, des travaux remarquables à la fois sur la chirurgie orthopédique et la chirurgie infantile sans que jamais une distinction soit établie entre les deux. J'ai nommé les travaux des professeurs Lannelongue et Kirmisson, des docteurs Broca, Jalaguier, Villemin à Paris, du professeur Piéchaud à Bordeaux, du professeur Forgue à Montpellier, du regretté Aldibert à Toulouse, de Nové-Josserand à Lyon, de Phocas et Gaudier à Lille.

Dans les études de chirurgie infantile que nous publions actuellement et que nous complèterons ultérieurement, nous ne nous occuperons que de la chirurgie infantile à l'exclusion de la chirurgie orthopédique.

Celle-ci, nous la reprendrons dans un ouvrage d'ensemble où nous exposerons les résultats de notre expérience sur les nombreux traitements nouveaux qui dans ces dernières années sont venus renouveler et perfectionner le traitement des affections particulières à cette branche de la chirurgie infantile.

Un volume d'études cliniques ne peut pas épuiser toute la chirurgie infantile c'est au hasard de la rencontre d'observations présentant quelqu'intérêt spécial que nous devons les chapitres de notre volume.

A l'occasion de chaque cas, des allusions sont faites à l'affection d'une façon générale ; de sorte que fréquemment dans la discussion d'une observation, l'histoire entière de la maladie est étudiée et cela d'une façon moins ardue que dans un chapitre d'un livre didactique.

Pour mettre quelqu'ordre dans l'agencement de nos chapitres, nous les avons classés suivant les régions du corps de l'enfant : la tête et la face, le cou, la colonne vertébrale, l'abdomen, le rectum, les organes génitaux et urinaires, enfin un certain nombre d'études sont classées sous le nom de généralités.

Telles ont été les grandes divisions qui ont permis d'agencer les différentes parties de notre travail.

Nous avons, chaque fois que la chose était possible, donné des reproductions photographiques des lésions que nous avons rencontrées.

Ces figures fixent mieux l'attention et leur utilité pour la compréhension des sujets n'est plus à démontrer.

Nous souhaitons que le lecteur trouve dans ce volume quelques indications utiles sur le diagnostic et le traitement des affections de l'enfance que nous y avons étudiées.

Nancy, octobre 1904.

D^r FRŒLICH.

CHAPITRE PREMIER

Tête et face.

SOMMAIRE : I. Encéphalocèles congénitales (avec 2 figures). — II. Noma ou stomatite gangréneuse.

I. — Encéphalocèle congénitale.

1° Encéphalocèle congénitale occipitale.

Les encéphalocèles compatibles avec la vie sont des affections peu fréquentes ; et le nombre de ces tumeurs qui ont pu être extirpées avec succès est trop rare pour que nous négligions d'étudier les deux observations suivantes, ainsi que les considérations plus générales qui en découlent sur la nature et les symptômes de ces productions.

Varenne Joséphine, âgée de 2 ans, est née à Saint-Jean-Bugonne, dans la Haute-Loire. — Les parents semblent bien portants ; le père cependant serait atteint d'une bronchite chronique. — Une sœur de 6 ans est normalement constituée.

A sa naissance, l'enfant portait sur la partie postérieure et médiane de la tête une bosse du volume d'une noix, et animée de battements. — Cette bosse s'est accrue progressivement jusqu'à devenir la tumeur que nous avons sous les yeux.

Cette grosseur a le volume d'un poing ; elle est nettement bilobée : une partie supérieure plus petite et animée de *mouvements rythmiques et isochrones au pouls et à la respiration,* et une portion inférieure plus grosse, qui est immobile et ne bouge que pendant les cris de

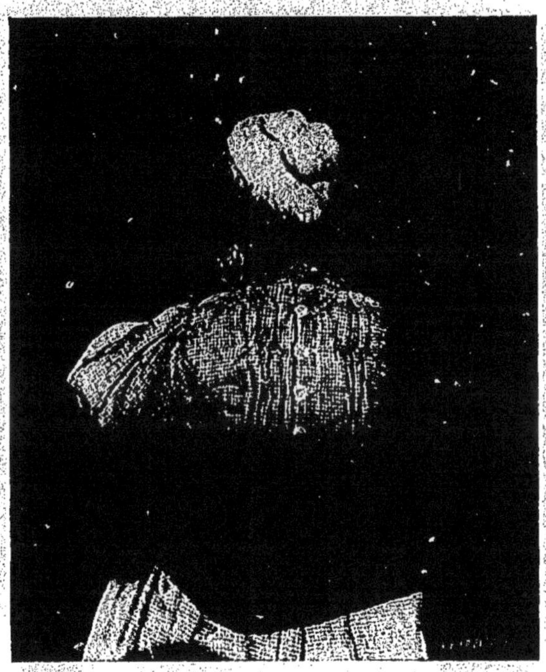

Fig. 1.

l'enfant. — A chaque effort de l'enfant la tumeur se soulève en totalité.

Les téguments recouvrant les deux tumeurs, qui sont séparées par un sillon transversal d'ailleurs peu profond, diffèrent :

La plus petite est entourée d'une peau épaisse portant

des poils rigides et plantés en plusieurs tourbillons : elle ressemble au cuir chevelu. La grosse tumeur au contraire est lisse, de coloration rouge par place, et d'aspect lobulé. — A plusieurs reprises, de petites craquelures s'y seraient produites, et auraient laissé suinter un liquide incolore. — Quelques cicatrices persistent comme traces de ces ruptures.

La tumeur dans sa totalité est *translucide.* Au palper elle est mollasse. La compression la fait diminuer de 1/3 environ. La peau est fortement adhérente dans la profondeur ; en aucun point, elle ne se laisse soulever.

La tumeur est pédiculée ; mais le pédicule est très large. — En explorant sa base d'implantation, l'on constate que c'est vers la partie supérieure seulement qu'existe la solution de continuité de la boîte crânienne. — Elle a au moins l'étendue d'une pièce de 2 francs, et est assez facile à délimiter au niveau de sa demi-circonférence supérieure.

L'orifice est exactement placé entre les deux pariétaux, au-dessus de l'occipital, et sur la ligne médiane (fontanelle postérieure).

En exerçant des pressions, même énergiques, sur la tumeur, l'enfant crie, *la tumeur s'affaisse en partie ;* mais aucun trouble ni convulsif ni sensoriel ne survient.

La sensibilité de l'enfant, ainsi que la motilité, sont normales partout, et ces deux fonctions ne sont nullement influencées par la compression.

L'électrisation de la tumeur n'a aucune action ni sur les mouvements des yeux, ni sur celui des membres.

On perçoit un *léger souffle* au point d'émergence de la grosseur.

A la naissance, la tumeur avait le volume d'une noix, elle était lisse à sa surface, et animée de battements isochrones au pouls. — Elle n'a cessé de croître depuis lors ; mais les battements ont diminué, puis ont disparu, dans une partie de la tumeur — la plus grosse et la plus éloignée — il n'y est resté que des mouvements d'expan-

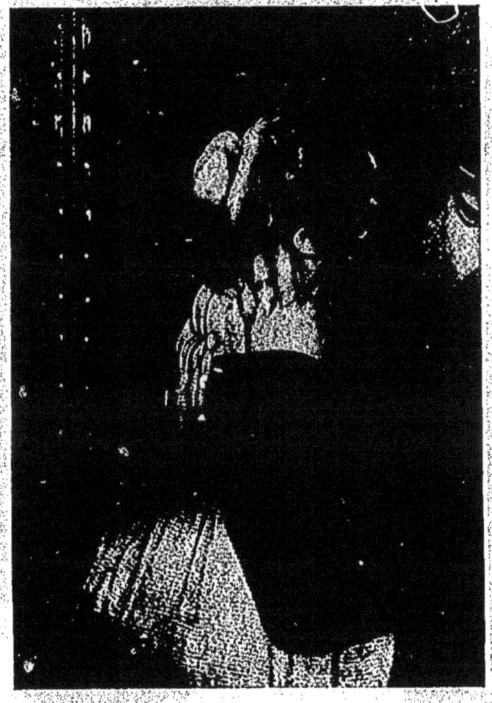

Fig. 2.

sion et d'élévation au moment des efforts que fait l'enfant.

Plusieurs chirurgiens de Lyon, consultés dans les hôpitaux de cette ville, ont déconseillé une intervention ; mais dans ces derniers temps la croissance progressive de la tumeur s'est accélérée, et c'est ce qui décide les parents à faire entrer la petite malade à l'hôpital civil de Nancy.

L'intelligence de l'enfant semble moyenne ; elle est sauvage et timide ; elle ne parle à sa mère qu'en patois ; celle-ci la considère comme très intelligente.

Physiquement la fillette est plus développée que les enfants de son âge.

Il existe un *strabisme convergent* très marqué. La vue et l'ouïe sont excellents. — La marche est bonne, et tous les mouvements se font d'une façon normale. Le crâne est très court (brachycéphale) et carré. Au niveau de l'occiput, point d'implantation de la tumeur, il est aplati et comme coupé net.

La température de l'enfant prise à plusieurs reprises est au-dessous de la normale, 36°2 en moyenne.

Le diagnostic que nous portons est ; *encéphalocèle congénitale*, et nous proposons l'ablation de la tumeur, qui est acceptée.

Opération. — Le 27 octobre 1897, l'enfant ayant été préalablement rasée sur la portion de la tête qui avoisine la tumeur, nous faisons donner le chloroforme et nous procédons à l'opération.

Autour du pédicule qui a une étendue verticale de 7 centimètres et une largeur de 4 centimètres, nous taillons une collerette de téguments que nous décollons jusque sur la boîte cranienne. — L'hémorrhagie, qui est assez notable, est arrêtée au fur et à mesure, par la forcipressure. — Cette dissection nous montre que le cuir chevelu est intimement uni à la tumeur ; puis nous procédons à l'ablation au bistouri, du néoplasme. Celui-ci a une couleur blanc nacré ; il semble composé d'un feutrage de tissu excessivement fin, des mailles duquel découle une grande quantité de liquide clair, incolore.

Pour rendre l'ablation plus facile, et pour me rendre compte de son contenu, je fends la tumeur au milieu en allant de l'extérieur vers l'orifice crânien. Le pédicule se rétrécit, et il n'a plus à ce niveau que des dimensions un peu supérieures à celles d'une pièce de 2 francs, à grand axe transversal ou plutôt un peu oblique de gauche à droite, à petit axe vertical. La forme de l'orifice est ovoïde, la grosse extrémité dirigée à gauche.

A mesure que la section de la tumeur se poursuit vers son point d'émergence hors du crâne, le tissu dont elle est composée prend une *apparence feuilletée ;* le centre du pédicule est *très vasculaire.* Inopinément entre les feuillets du tissu apparaît un orifice qui laisse couler une assez grande quantité de liquide incolore que je considérai comme du liquide céphalorachidien ; et en effet à ce moment se produisent des phénomènes de collapsus du côté du pouls et de la respiration.

Je me hâte, pour arrêter le sang et le liquide céphalique, de placer un lien élastique autour du pédicule, et pour l'empêcher de déraper, je transperce le pédicule d'une petite broche. L'état général se remonte. Je sectionne en travers le pédicule au-dessus de la broche, et je réunis les lèvres de la collerette cutanée, préalablemet taillée, par des fils de soie. Le pédicule dépasse la ligne de suture comme le pédicule utérin dans l'hystérectomie supra-vaginale. Pour compléter l'analogie, je mets sur le pédicule une pincée de tanin et d'iodoforme : 1/5.

Ce pédicule est animé de battements isochrones au pouls et à la respiration. Pansement sec compressif. — L'opération a duré une demi-heure. L'enfant est très abattue.

28 octobre. — La nuit a été bonne. T. : 36.1 ; P. : 120.

29 octobre. — Même état, l'enfant est très somnolente. T. : 37.

30 octobre. — T. : 37.5.

A partir de ce moment, la somnolence disparaît, l'alimentation devient suffisante.

Le 3 novembre, deuxième pansement ; les sutures ont suppuré partiellement ; il est vrai qu'il existait des phlyctènes purulentes sur le cuir chevelu avant l'intervention.

Le pédicule est momifié ; j'en fais l'ablation. Le crâne est fermé. — Pansement humide.

Le 15 décembre la cicatrisation est complète. — Le 12 janvier je présentai l'enfant à la Société de médecine de Nancy. On sent facilement avec le doigt et à travers la cicatrice les bords de l'orifice crânien ; il mesure 4 centimètres de longueur dans le sens transversal et 2 de largeur dans le sens vertical.

L'orifice crânien a des dimensions inverses par rapport au pédicule apparent de la tumeur.

Il est ovoïde, comme nous l'avons constaté pendant l'opération. Aucune tendance à la récidive de la hernie ; l'intervention date de quatre mois.

Examen de la tumeur. — Aspect à l'œil nu. — A l'examen nous voyons que les téguments sont intimement liés aux couches sous-jacentes. — Le tissu semble homogène, blanc nacré, mollasse à la coupe ; il ressemble à une éponge très fine gorgée de liquide incolore.

Au centre, vers le pédicule, le tissu est feuilleté, mais a le même aspect, sauf qu'il est très vasculaire.

En plusieurs points, vers le pédicule également, nous trouvons de petits noyaux de couleur jaunâtre, tranchant nettement sur le blanc nacré du tissu, et de consistance de mastic. Ils ressemblent à de la substance cérébrale des circonvolutions. Vers le pédicule encore, apparence kystique de la substance fondamentale.

Examen histologique. — Des coupes microscopiques de la tumeur ont été pratiquées par M. Henry, préparateur du laboratoire d'histologie. Nous avons soumis ces préparations à l'examen de M. Baraban, l'éminent professeur d'anatomie pathologique de la Faculté, et nous avons obtenu les renseignements suivants : les coupes représentent du tissu fibreux dont les fibres sont très serrées en certains points, mais en d'autres, plus nombreux, elles circonscrivent des loges, des vacuoles remplies de mucine. — Les cellules des travées sont peu nombreuses ; les vaisseaux très abondants en certains endroits.

En certains points de la coupe l'aspect change complètement, et l'on aperçoit un tissu fondamental très semblable à la névroglie, et des cellules arrondies à noyau avec et sans prolongement : ce sont des cellules nerveuses. Le tout ressemble à ce que l'on obtient en examinant une coupe d'une circonvolution cérébrale. La substance nerveuse est cependant considérablement modifiée. Pour caractériser la tumeur, en réunissant les données macroscopiques et histologiques, on peut dire qu'il s'agit d'un *molluscum implanté dans la substance d'une circonvolution cérébrale.*

Si nous résumons rapidement cette observation avant de jeter un coup d'œil plus général sur la nature des encéphalocèles, nous voyons une tumeur siégeant au niveau de la fontanelle postérieure ayant tous les caractères, à la naissance, de l'encéphalocèle ; battements isochrones au pouls et réductibilité, grossir assez rapidement et arriver, du volume d'une noix à celui du poing, dans l'espace de deux ans.

Histologiquement cette tumeur est constituée, dans sa majeure partie, de tissu fibreux aréolaire dans les mailles duquel se trouve de la mucine ; par places, ce sont de véritables kystes. Vers le pédicule seulement, et encastrés dans le stroma fibreux, des noyaux de substance nerveuse.

Cette description montre bien qu'il ne s'agit pas d'une hernie du cerveau dans l'ancienne acception du terme, mais bien d'une tumeur dont le pédicule seul, en continuité large avec le cerveau, contient de la substance des circonvolutions cérébrales. Cette tumeur rentre donc dans la classe des *encéphalomes* décrits pour la première fois et avec précision par Périer et P. Berger (*Revue de chirurgie*, 1890).

La substance cérébrale est modifiée à tel point, dans la plus grande portion de la tumeur, que l'examen à l'œil nu et l'examen microscopique ne permettent pas de la classer, et que sa nature encéphalique n'est révélée que vers le pédicule.

On pourrait se demander si primitivement il n'y aurait pas eu une tumeur conjonctive implantée sur les circonvolutions cérébrales, et non pas, comme nous semblons l'admettre, une portion de l'encéphale qui s'est transformée en tissu fibreux.

Si nous nous rappelons l'évolution clinique de la tumeur, nous pouvons répondre à cette question : à la naissance l'encéphalocèle ne dépassait pas le volume d'une petite noix, elle était animée de battements isochrones au pouls et à la respiration. A mesure que la tumeur grossit, la partie la plus éloignée du cerveau perd ses battements progressivement, et finalement semble isolée de l'encéphale, tandis que la partie la plus rapprochée de l'orifice crânien continue à avoir des pulsations et des expansions rythmiques. Il semble donc que la portion d'encéphale sortie la première s'est modifiée petit à petit, a perdu son caractère de substance nerveuse, et est devenue une substance indifférente de remplissage.

Nous croyons voir dans ce fait une tendance de l'organisme vers la guérison. La substance herniée perd sa fonction, et devient un tissu conjonctif indifférent qui tend à obturer l'orifice crânien.

Cet envahissement du tissu conjonctif peut être tel que dans certaines observations il n'a pas été possible, dans toute l'étendue du néoplasme, de trouver du tissu nerveux même modifié. Ruyter cité par Ott (thèse de Paris, 1897) termine une étude histologique d'une encéphalocèle typique en disant : « La tumeur est un cavernome avec beaucoup de tissu conjonctif. » Et (*ibidem*) Virchow, en analysant une tumeur de même genre, la trouve composée à l'intérieur par un tissu conjonctif dépendant de la pie-mère, et par d'autres productions rappelant la composition ordinaire des sarcomes de l'arachnoïde ; mais, dans la plupart des cas rapportés par l'auteur que nous citons, on a trouvé du tissu nerveux, mais très modifié, et toujours présentant une hyperplasie du tissu conjonctif, dense ou très lâche, avec des lacunes contenant du liquide incolore ou bien de la matière gélatineuse.

Nous nous croyons autorisé à considérer cette transformation fréquente du tissu nerveux en tissu connectif comme une tendance naturelle vers la suppression de la partie herniée en tant qu'organe nerveux et vers la fermeture de l'orifice crânien par une substance indifférente.

Quant à la cause première de ces hernies du cerveau, il est difficile de l'établir. — L'étendue de l'orifice crânien, l'existence du tissu cicatriciel sur la partie culminante de la tumeur, nous incitent à admettre la théorie de l'ectopie primitive de la portion herniée, ectopie provoquée par les adhérences amniotiques à la vésicule cérébrale qui empêchent le rapprochement des lames osseuses. — Cette théorie satisfait plus complètement l'esprit que toutes les autres hypothèses.

Les symptômes cliniques présentés par notre petite malade ont été au complet les signes classiques de l'encéphalocèle congénitale.

Il s'agit d'une petite fille ; on sait que ces malformations se rencontrent dans le sexe féminin avec une prédominance de 3 contre 1 (Larger).

Le siège de la tumeur est la région occipitale (63 o/o environ) ; et avec plus de précision au niveau de la fontanelle postérieure, 12 o/o. (Ott, *loc. cit.*).

Les téguments qui recouvrent la tumeur sont glabres, présentent par place des cicatrices ; vers la périphérie, on rencontre de longs cheveux disposés autour de plusieurs centres.

La peau est intimement unie à la profondeur. La tumeur est peu fluctuante, mais mollasse et de consistance pâteuse.

L'orifice crânien est facile à délimiter (caractère rare).

Cette grosseur est translucide, bilobée et bosselée. Elle présente les signes pathognomoniques de l'encéphalocèle, signes qui sont rarement aussi complets dans les observations.

1) La réductibilité partielle, sans que cette réduc-

tibilité influe sur le fonctionnement des centres nerveux.

2) Les mouvements d'expansion pendant la respiration et les efforts.

3) Les battements isochrones au pouls, ainsi qu'un léger souffle vasculaire.

Sous forme de conclusion de l'étude que nous venons de faire de ce cas d'encéphalocèle congénitale, nous émettrons les propositions suivantes :

I. Il existe deux espèces de hernie congénitale du cerveau :

1) L'encéphalocèle congénitale proprement dite, qui contient la hernie d'une portion normale de l'encéphale. — Elle est très rare.

2) L'encéphalome, qui est la hernie d'une portion d'encéphale notablement et profondément modifié.

II. La modification de la substance encéphalique herniée peut être très variable ; mais elle se fait toujours dans le sens conjonctif. — Nous y voyons une tendance de la nature vers la guérison, comme nous l'avons exposé plus haut.

III. Lorsque la tumeur ne met pas immédiatement en danger la vie des enfants, on a intérêt à attendre quelque temps avant d'intervenir : la transformation conjonctive, lorsqu'elle se produit, rendant l'opération plus efficace et moins dangereuse.

IV. Quand l'opération est indiquée, le meilleur procédé consiste à tailler des volets cutanés à la base de la tumeur, volets que l'on suturera au-dessus de son pédicule. Il peut être utile, avant de sectionner le pédicule au niveau de l'orifice crânien, de l'enserrer dans un lien élastique pour prévenir l'hémorrhagie et l'écoulement possible du liquide céphalo-rachidien.

2° Encéphalocèle frontale volumineuse.

C'est encore cette même opération que nous avons pratiquée chez notre deuxième malade et que nous avons présentée guérie à la Société de médecine de Nancy, le 10 juillet 1901.

C'est un enfant du sexe féminin âgé de six semaines à qui j'ai extirpé le surlendemain de sa naissance une volumineuse encéphalocèle frontale.

L'enfant est né à terme, bien constitué, d'une mère primipare. Sur le front, à la racine du nez, existait une tumeur du volume d'un gros œuf de poule qui partant de la glabelle, recouvrait complètement l'œil droit et une partie de la face. La tumeur était bilobée, le petit lobe plus près du pédicule, de couleur rouge violacée, congestionnée et présentant en un point un suintement sanguin continu. On voyait par transparence du liquide clair dans le gros lobe et de nombreux vaisseaux sillonnant sa paroi. La peau du front se continuait à gauche sans ligne de démarcation nette avec la membrane luisante rouge violacée de la tumeur, tandis qu'à droite, en soulevant la tumeur on voyait un sillon profond de quelques millimètres séparant l'encéphalocèle de la peau saine. Ce pédicule avait le volume d'une pièce de 2 francs. Au toucher la tumeur était résistante à sa périphérie et mollasse à sa base. Aucun battement n'était perçu dans la tumeur, mais elle se tendait pendant les cris de l'enfant. Sa compression provoquait de l'agitation et des pleurs mais aucun autre phénomène spécial. Les deux moitiés du crâne depuis le pédicule de la tumeur jusqu'à la nuque étaient séparées par un sillon très net de un centimètre d'écartement qui s'élargissait naturellement au niveau des deux fontanelles.

Le lendemain de la naissance l'hémorrhagie continuait et la tumeur se mettait à suppurer ; je me décidai à intervenir.

Opération. — Avec l'aide de M. le professeur Weiss, je pratiquai une opération qui m'avait déjà donné un succès il y a 4 ans, chez un enfant de 25 mois atteint d'une très grosse encéphalocèle occipitale. Cette opération est celle de Berger et Perrier et consiste comme je l'ai dit, à circonscrire deux lambeaux cutanés au niveau du pédicule de la tumeur puis à décoller l'encéphalocèle jusqu'à l'orifice cranien, à placer un lien élastique sur le pédicule, à sectionner la tumeur au-dessus, et à réunir au-dessus du tronçon du pédicule les deux lambeaux cutanés, en laissant un orifice pour le passage du lien élastique.

Les suites opératoires furent normales sauf que deux fils coupèrent et que la guérison se fit par seconde intention.

Six semaines après l'opération, ou moment où nous présentons l'enfant à la Société de médecine de Nancy, la guérison est complète. A la place de la tumeur se trouve une cicatrice déprimée en cul de poule, la peau formant un bourrelet tout autour. Cette cicatrice est solide. L'orifice cranien est facile à trouver, mais ne semble pas subir une poussée très forte. On la perçoit cependant au doigt, quand l'enfant crie.

Le sillon séparant le crâne en deux moitiés a conservé la même étendue qu'à la naissance ; l'état général de l'enfant est parfait.

Dans ce cas d'encéphalocèle frontale, l'hémorrhagie, l'absence de téguments sur la tumeur et la suppuration qui s'y produisit, me forcèrent à intervenir immédiatement, contrairement à la conduite que je considère comme préférable en général et qui consiste à attendre quelques mois et même un et deux ans, avant d'opérer les hernies du système nerveux central, cette temporisation favorisant la résistance de l'enfant au traumatisme opératoire, amenant la transformation fibreuse de la substance cérébrale herniée, et permettant aux suppléances fonctionnelles de s'établir, faits sur lesquels j'ai attiré l'attention au début de cette étude.

L'examen macroscopique de la tumeur montra qu'elle était composée d'un kyste gros comme une noix contenant du liquide clair et incolore, et d'une portion solide dont la consistance et l'aspect rappelaient la substance cérébrale. L'examen histologique confirma cette dernière constatation.

II. — Stomatite gangréneuse ou Noma.

La stomatite gangréneuse ou noma (Wasserkrebs des Allemands) tend à disparaître complètement de nos salles d'hôpital grâce sans doute aux progrès de l'hygiène dont les préceptes commencent à être suivis même dans les classes sociales inférieures. Nous pensons utile de relater une observation de noma suivi d'ailleurs de guérison sans difformité aucune.

On sait que cette affection amenait souvent une destruction partielle ou totale de la joue et des lèvres, même lorsqu'elle guérissait et que des opérations autoplastiques, laborieuses et très aléatoires n'arrivaient que rarement à rendre moins hideux les sujets qui en étaient atteints.

C'est une fillette de 3 ans ; elle est issue de parents tuberculeux ; il y a 6 mois elle eut une rougeole de moyenne intensité et depuis ne cessa de tousser. Il y a 4 semaines, il se forma à la partie externe de la joue droite une tumeur du volume d'une forte noix, tout près de la commissure labiale.

Cette tumeur dure et indolente recouverte d'une pellicule grisâtre du côté de la muqueuse, ressemblait à s'y méprendre à un chancre syphilitique buccal, d'autant plus qu'il existait du même côté une pléiade ganglionnaire très développée dans la région sous maxillaire.

Dès le troisième jour l'induration se fendilla du côté de la bouche et montra une série de lamelles feuillettées, de tissu jaunâtre sphacelé. L'ulcération s'étendit rapidement jusqu'au voile du palais.

Du côté cutané la joue prit un aspect rouge livide, proéminent et phlegmoneux. A l'intérieur de la bouche, sur la langue et la voûte palatine apparurent des ulcérations à fond gris, à bords rouge intense. — La température monta à 40° et persista à ce degré jusqu'à la fin de la maladie. — De la salive sanguinolente et fétide s'écoulait incessamment de la bouche ouverte ; des lambeaux de tissus gangréneux en pendaient en telle quantité que la mère crut que la langue « sortait pourrie. » Partout où l'enfant s'écorchait avec ses ongles, des ulcérations atones se formaient. — Le dixième jour, le ventre se ballonna, une diarrhée fétide s'établit et l'enfant tomba dans le coma. — Elle y resta pendant trois jours ; la mort semblait imminente, lorsque, le quinzième jour de la maladie, un mieux sensible se déclara en même temps qu'apparaissait sur tout le corps une série de petits abcès. — La plaie se détergea et la guérison survint.

La nature de la lésion me paraît être une sorte de gangrène aiguë sur terrain tuberculeux, une sorte de lupus, quoique les bactériologistes n'y aient découvert que des streptocoques et des staphylocoques. Toutes les observations similaires portent invariablement : Enfant issu de tuberculeux ayant eu la rougeole ou la scarlatine il y a quelques mois.

Comme traitement je crois inutile et même nuisible l'extirpation au thermocautère de la lésion initiale. Je me suis borné à instituer des irrigations buccales toutes les demi-heures, avec une solution d'acide salicylique à 1 o/o, des cautérisations au pinceau avec une solution de 1/50 de nitrate d'argent, trois fois par jour ; à faire déterger les plaques gangrénées avec le doigt recouvert d'un linge phéniqué, plusieurs fois par jour, enfin à faire prendre du champagne et du lait au malade.

Au moment où je montrai cette malade à mes collègues de la Société de médecine, il persistait chez elle une longue cicatrice indurée, allant de la commissure labiale jusqu'aux piliers du voile du palais, mais nullement visible à l'extérieur.

Les métastases pyémiques ne sont pas rares au décours du noma ; certains auteurs ont décrit des abcès multiples comme dans notre cas.

Karewski dans son *Traité de chirurgie infantile* cite des arthrites suppurées des articulations temporo-maxillaires, du poignet et du tarse. Les adénites également sont quelquefois très prononcées et donnent au cou une consistance et une dureté ligneuse.

Le noma a été longtemps considéré comme très contagieux aussi insistait-on beaucoup sur l'isolement des enfants qui en étaient atteints. La chose n'est rien moins que prouvée et toutes les tentatives d'inoculation faites par Schimmelbusch et Grawitz sont restées sans résultat.

Quoiqu'il en soit, et la constatation en est rassurante, c'est une affection qui devient de plus en plus rare.

CHAPITRE II

Cou.

Sommaire : I. Œsophagotomie externe pour corps étranger de l'œsophage. — II. De quelques corps étrangers chez les enfants (avec 2 figures). — III. Du rétrécissement cicatriciel de l'œsophage. — IV. De la trachéotomie dans le croup. — V. Diphtérie et sérum.

I. — Œsophagotomie externe pour corps étranger de l'œsophage.

La rareté relative des œsophagotomies externes pour corps étrangers de ce conduit fait que toute observation nouvelle est intéressante par les aperçus spéciaux qu'elle présente.

M. le professeur Gross (de Nancy) n'en réunissait que 125 cas en 1891 dans une importante monographie (*Sem. médicale*, février, 91). Nous ajoutons, à la relation d'un cas personnel, quelques considérations générales sur l'œsophagotomie externe, basées sur l'étude de toutes les observations publiées depuis 1891. Ces observations sont au nombre de 17 ; nous les réunissons dans un tableau d'ensemble.

Voici tout d'abord notre observation.

Observation.

Noyau de pêche dans l'œsophage. — Œsophagotomie externe sans suture. — Guérison.

Il s'agit d'un petit garçon qui se présenta, le 2 août 1894, dans le service de M. le professeur Heydenreich, pendant que j'avais l'honneur de le suppléer. Les parents racontaient qu'en mangeant une pêche, leur enfant en avait avalé le noyau. L'accident remontait à quelques heures.

La respiration était gênée, mais par accès ; l'enfant crachait fréquemment, et la quantité de salive, ainsi expuée, était énorme. Ce phénomène constituait une présomption pour la présence du corps étranger dans l'œsophage ; il indiquait l'obstruction du conduit. A chaque mouvement d'expiration, on percevait nettement, et même à distance, un bruit de glouglou particulier, semblable à celui que l'on obtient en soufflant avec un tube dans un verre rempli d'eau.

Ce bruit me semblait dû au passage de bulles d'air, venant de l'estomac, d'où l'expiration les chassait à travers la colonne de salive, qui surmontait le noyau. Cet air s'était insinué préalablement entre le noyau et les parois de l'œsophage. On pouvait conclure de ce fait que le corps étranger oblitérait à peu près complètement le conduit œsophagien.

Si l'on donnait à boire à l'enfant une gorgée de liquide, en lui recommandant de la prendre très petite, le liquide revenait par les narines, et un violent accès de suffocation s'en suivait.

L'enfant se plaignait d'une douleur continue, vive, siégeant en un point toujours le même, en arrière de la fourchette du sternum.

Examen direct. — Le doigt, introduit dans le pharynx aussi profondément que cela était possible, ne révéla rien d'anormal. La palpation attentive du cou resta sans résultat. Le corps thyroïde était hypertrophié, mais modérément.

L'examen au laryngoscope, auquel le petit malade se prêta docilement, ne me permit pas de voir, aussi loin que le regard pénétrait dans la trachée, une saillie de la paroi postérieure de ce conduit.

Le cathétérisme de l'œsophage, avec la sonde, munie d'une olive en ivoire, fut arrêté à 18 centimètres des incisives supérieures. Le corps étranger se trouvait donc à 3 ou 4 centimètres au moins dans l'œsophage ; il s'agissait d'ailleurs d'un enfant de petite taille.

Les essais de refoulement du noyau de pêche, au moyen de l'éponge montée, restèrent infructueux, malgré des pressions assez fortes. Je répétais d'autant plus volontiers ces tentatives, qu'un noyau de pêche, soi-disant égal en volume à celui qui avait été avalé et que me présentaient les parents, avait à peine deux centimètres dans son plus grand diamètre. On verra combien cette appréciation était erronée.

L'introduction du panier de Graefe fut absolument impossible, ainsi que celle du parapluie de Fergusson. La pince œsophagienne de Colin me permit de toucher le noyau ; mais c'est en vain que j'essayai de l'ouvrir et de l'enfoncer suffisamment, pour avoir prise sur le corps étranger.

Ces tentatives, réitérées et toujours infructueuses, me décidèrent à pratiquer l'œsophagotomie externe, que je remis au lendemain, l'heure étant trop avancée.

Pendant la nuit, l'enfant ne dormit pas ; le bruit du glouglou fut continuel ; et, de temps à autre, des accès de suffocation survenaient, occasionnés, je le pense, par le passage dans le larynx de la salive accumulée dans l'œsophage. Ils cessaient en effet, après d'abondants crachements de salive pour recommencer ensuite.

Opération. — Le lendemain matin, c'est-à-dire moins de 24 heures après l'accident, je pratiquai l'œsophagotomie. Le sujet étant chloroformé et la moitié gauche du cou soigneusement aseptisée, j'opérai, en suivant exactement la technique établie par M. le professeur Duplay (*Archives générales de Médecine*, 1871, p. 206, t. I). Je fis une incision s'étendant depuis l'articulation sterno-claviculaire gauche, jusqu'au bord supérieur du cartilage thyroïde, le long du bord interne du muscle sterno-mastoïdien. L'incision avait 8 centimètres de long.

Il fallut immédiatement sectionner entre deux ligatures la jugulaire externe assez dilatée. Cela fait, je sectionnai couche par couche, le peaucier et les aponévroses ; je fis récliner le muscle mastoïdien par un aide, et je me rapprochai de la trachée. Après avoir découvert les vaisseaux carotidiens, je les fis également récliner. Sur le côté de la trachée était étendu le lobe gauche du corps thyroïde, assez développé. Chemin faisant, je sectionnai le muscle omo-hyoïdien, et je dissociai et incisai les fibres du sterno-thyroïdien, afin de pouvoir soulever le corps thyroïde, que je pris comme point de repère. Avec l'index je réclinai, par en bas et en dehors, une artère (la thyroïdienne inférieure) et je pus sentir le noyau de pêche en arrière et au niveau de la fourchette du sternum. L'index de la main gauche, placé au-dessous du corps étranger pour l'empêcher de descendre (précaution inutile, car le noyau était placé en travers, son extrémité pointue fixée dans la paroi, comme je le vis ensuite), j'incisai l'œsophage dans la direction verticale, et sur le côté. Une incision de 3 centimètres fut nécessaire, pour retirer le corps, au moyen d'une pince tire-balle. Un flot de salive et de muco-pus inonda à ce moment la plaie. Je mis à demeure une sonde œsophagienne par la narine droite, la gauche n'étant pas perméable ; un fil passé autour de la tête de l'enfant la fixait.

Fallait-il fermer la plaie œsophagienne par la suture ? cette pratique était tentante : la plaie était nette, et, d'autre part, l'accident ne remontait pas à 24 heures. Mais des considérations, que j'énumérerai plus loin, me décidèrent à m'abstenir de cette suture. Je me bornai donc à placer un gros drain, qui affleurait à sa partie profonde la plaie œsophagienne, et qui était fixé par une épingle anglaise, passée à travers les lèvres de la peau. Pansement iodoformé.

Le noyau de pêche mesurait exactement 3 centimètres dans son plus grand diamètre ; sa largeur était de 23 millimètres, son épaisseur de 17 millimètres.

Suites. — La température s'éleva, le lendemain de l'intervention, à 38°, 5 ; le surlendemain elle était retombée à 37°, chiffre qu'elle ne devait plus dépasser.

L'enfant fut nourri, dès le premier jour, par du lait, des œufs, du bouillon concentré, injectés par la sonde. Dès le deuxième jour, le petit malade arracha la sonde pendant la nuit ; je me bornai, pendant 3 jours, à la réintroduire, deux fois dans les 24 heures, pour l'alimenter. Ces réintroductions étaient faciles, mais énervaient considérablement l'opéré ; aussi je supprimai tout cathétérisme, par la voie nasale et buccale, et je fis pénétrer dans l'estomac, par la plaie œsophagienne, une sonde de Nélaton, n° 15. Cette dernière resta en place pendant 15 jours.

L'enfant toussait ; et chaque quinte ramenait, par la sonde nasale, une petite portion du contenu stomacal. Le même accident se reproduit pour la sonde passée dans la plaie œsophagienne.

Pour éviter cet inconvénient, au lieu de donner trois repas de 2/3 de litre d'aliment chacun, j'en fis faire un toutes les deux heures, d'une quantité d'aliment moindre. Le reflux ne se reproduisit plus.

Quatorze jours après l'opération, la plaie était complètement fermée, sauf pour le trajet nécessaire à la sonde de Nélaton. J'enlevai définitivement cette sonde, et je fis avaler par la bouche des liquides ; dès le premier jour, pas la moindre parcelle de lait ne reflua par la fistule. La guérison fut complète après 7 jours, c'est-à-dire 3 semaines après l'œsophagotomie. L'enfant, pendant le cours du traitement avait visiblement engraissé.

*
* *

Cette observation, par l'apparente bénignité qu'elle semble prêter à l'œsophagotomie externe, pourrait induire en erreur. L'œsophagotomie externe est en réalité une opération qui, jusque dans ces derniers temps, était considérée comme une intervention grave. Les relevés de Fischer (1887), complétés par ceux de Gross (1891), indiquent une mortalité de 20 o/o pour les opérations faites dans les trois premiers jours, de 38 o/o lorsque cet intervalle est dépassé. Cette mortalité, réellement excessive, me semble devoir notablement diminuer. Une de ses causes, la cause principale, est le moment tardif de l'intervention. L'inanition rapide du sujet, l'état d'anxiété dans lequel il se trouve, les ulcérations rapides du conduit, les fusées purulentes dans le médiastin rendent suffisamment compte des dangers de tout retard.

Dans mon cas, l'opération fut pratiquée moins de vingt-quatre heures après l'accident, et néanmoins les parois étaient sur le point d'être perforées par une arête saillante du corps étranger, et, au-dessus de lui, s'était déjà accumulée une notable quantité de mucopus.

Depuis qu'est suivi, dans la pratique, le précepte donné, dès 1870, par le professeur Terrier dans sa thèse, de ne quitter un malade qui a un corps étranger de l'œsophage qu'après l'avoir refoulé ou extrait par les voies naturelles ou l'œsophagotomie, de même qu'on ne quitte un sujet atteint de hernie étranglée qu'après l'avoir réduite par le taxis ou par la kélotomie, la mortalité semble avoir diminué notablement.

Nous avons recherché tous les cas publiés depuis la mémoire de Gross, et nous avons recueilli 17 observations avec un seul cas de mort, celui de Cahier (de Lyon), qui ne peut réellement pas être mis à charge à l'œsophagotomie externe ; c'est plutôt parce que pendant trop longtemps des tentatives intempestives d'extraction par les voies naturelles ont été pratiquées que le sujet a succombé à des abcès du médiastin et de la plèvre. Ces cas sont les suivants :

ŒSOPHAGOTOMIES EXTERNES POUR CORPS ÉTRANGERS DEPUIS 1891

N°s	OPÉRATEURS.	INDICATIONS BIBLIOGRAPHIQUES.	NATURE DU CORPS.	DURÉE DU SÉJOUR	RÉSULTATS.
1	KRŒNLEIN.	*Beitræge zur Klinische Chir.* Bd XII, p. 150, 1894.	Dentier siégeant à la fourchette sternale.	12 heures.	Guérison en 3 jours par première int., catgut.
2	Id.	Id.	Os de porc à 18 cent. des incisives.	11 jours.	Guérison après selles sanglantes. 8 semaines.
3	Id.	Id.	Dentier à peu de distance du cardia.	11 heures.	Guérison en 3 semaines; la suture avait échoué.
4	Id.	Id.	Un morceau de viande. 2e opération.	23 heures.	Guérison après 4 semaines. Suture échouée.
5	ROUX.	*Revue médicale de la Suisse romande*, 1893, p. 727.	Dentier.	Quelques heures.	Guérison. Pas de suture.
6	Id.	Id.	Morceau de verre de 5 cent. sur 3 cent.	Quelques heures.	Guérison. Pas de suture.
7	GERSTER.	*N. York méd. Journal*, vol. XV, p. 141, 1893.	Un petit sifflet. Fillette de 9 ans.	Quelques heures.	Guérison (Suture) par première intention.
8	Id.	Id.	Monnaie de 2 cent. de large. Fillette de 2 ans.	Quelques heures.	Guérison.
9	Id.	Id.	Arête de poisson et abcès.	Plusieurs semaines.	Guérison.

N°s	OPÉRATEURS.	INDICATIONS BIBLIOGRAPHIQUES.	NATURE DU CORPS.	DURÉE DU SÉJOUR.	RÉSULTATS.
10	TERRILLON.	*Bulletins de la Société de Chirurgie,* 1893, p. 340.	Pièce de 5 francs.	24 heures.	Guérison en 11 jours.
11	BERGER.	*Société de Chirurgie;* in *R. de Chirurgie,* 1893, p. 529.	Pièce de 5 francs.	24 heures.	Guérison en 12 j. Section médiane à travers le corps thyroïde. Pas de suture.
12	SEGOND.	*Société de Chirurgie,* 15 mars 1893.	Dentier.	?	Guérison; la suture ne tint pas.
13	JALAGUIER.	Id.	Disque de plomb à 13 cent. des arcades. Enfant de 2 ans 1/2.	?	Guérison, malgré une fistule.
14	W. FURNER.	*Lancet,* mai 2, 1891, p. 979.	Dentier.	5 ans et 9 mois.	Guérison après 28 jours.
15	POST.	*Boston med. Journal,* 28 décembre 1893.	?	?	Guérison après réunion par première intention.
16	FRŒLICH.	*Archives provinciales de Chirurgie,* 1894.	Noyau de pêche à 18 cent. des incisives.	24 heures.	Guérison après 3 semaines.
17	CAHIER.	*Archives de médecine militaire,* 1894, n° 2.	Dentier.	38 heures.	Mort. Abcès du médiastin.

Pour ces 17 cas publiés depuis 1891, la mortalité, en tenant compte du cas de Cahier, est de 5,8 pour cent.

Notre collègue G. Gross a noté sur 57 opérations chez des enfants de 0 à 12 ans 10 morts : ce qui fait une mortalité de 17,54 o/o (1) ; il est vrai qu'un certain nombre des opérations citées datent de la période antérieure à l'antisepsie.

Aucun accident opératoire ou postopératoire ne survint dans ces œsophagotomies externes, sauf des hémorrhagies dans le deuxième cas de Krœnlein. Le corps étranger était en place depuis onze jours. Les hémorrhagies se manifestaient uniquement par quelques gouttes de sang à l'extérieur, mais le sang s'écoulait dans l'estomac et occasionnait des selles sanglantes. Le malade en fut notablement anémié.

Chez un de mes petits malades dont je relate l'histoire dans le chapitre suivant, il survint une hémorrhagie mortelle le cinquième jour.

L'opération fut faite treize fois, dans les vingt-quatre premières heures ; une fois après trente-huit heures ; une fois après onze jours ; une fois après plusieurs semaines, il y avait un abcès qui proéminait à l'extérieur ; et une fois enfin, après cinq ans et neuf mois par Furner, pour un dentier. Il est curieux de voir que les accidents éprouvés par cette dernière malade se bornaient à une dysphagie intermittente et à des accès de suffocation revenant par intervalles très éloignés.

L'âge des malades n'a pas été une contrindication à l'intervention. Jalaguier a opéré avec succès un enfant de deux ans et demi, et Gerster une fillette de deux ans (n°s 8 et 13 de notre tableau).

(1) *Revue mensuelle des maladies de l'enfance*, p. 47 (1903).

La suture fut essayée dans six cas, et toujours dans les cas favorables ; on la pratiqua avec du catgut en un seul étage ou avec des fils de soie en deux lignes superposées, l'une pour la muqueuse, l'autre pour la musculeuse. Trois fois la réunion se fit par première intention et dans un cas de Krœnlein la malade put avaler dès le troisième jour.

La technique opératoire suivie pour l'incision cutanée et la recherche de l'œsophage est celle qui a été établie par Guattani et par M. le professeur Duplay.

Dans un cas, M. le professeur Berger fit une incision médiane, sectionna l'isthme du corps thyroïde, et prit comme guide la trachée. C'est là certainement un procédé qui peut rendre de grands services dans certaines circonstances, quand les lobes latéraux du corps thyroïde sont hypertrophiés. Cette hypertrophie est gênante ; il est difficile de soulever la glande, et de pénétrer au-dessous d'elle vers l'œsophage. Dans mon cas, le lobe latéral était augmenté de volume, légèrement il est vrai, et néanmoins son soulèvement présenta des difficultés.

Cette hypertrophie du corps thyroïde dans le cas de corps étranger de l'œsophage semble être constante. Egloff, qui a publié les six œsophagotomies externes pratiquées par Krœnlein (*loc. cit.*), s'exprime à ce sujet en ces termes (p. 164) : « On peut rencontrer de grandes difficultés en pénétrant vers la trachée, lorsqu'il existe un goitre, ou bien lorsque à la suite de la congestion et de l'infection une thyroïdite est survenue. Même sans infection et par suite de la gêne respiratoire occasionnée par le corps étranger, la congestion veineuse peut produire une notable augmentation du volume de la glande. Ce fait est déjà signalé par Langenbeck.

Dans les six cas opérés par Krœnlein, une seule fois le corps thyroïde n'était pas hypertrophié. Dans deux cas, il s'agissait certainement de thyroïdite, car les malades prétendaient n'avoir pas présenté d'hypertrophie avant l'accident ; dans un des cas, cette thyroïdite, conséquence de la présence du corps étranger, était irréfutable, car elle disparut complètement après l'opération. »

Cette hypertrophie est plus rare chez l'enfant.

Une question importante dans la technique opératoire est celle de la suture de la plaie œsophagienne. Tous les auteurs sont d'accord pour la rejeter quand le corps étranger a séjourné pendant quelque temps, ou bien qu'il existe de la périœsophagite, ou même un abcès.

Mais si les parois du conduit sont normales, si aucune ulcération ne s'est produite, si le champ opératoire semble aseptique, quelques chirurgiens sont d'avis de suturer, et de suturer uniquement et isolément la muqueuse, comme le conseillent MM. les professeurs Duplay et Terrier (*loc. cit.*).

Mais ces conditions tout à fait favorables se rencontrent rarement dans la pratique. Quelque rapprochée du moment de l'accident que soit l'intervention, moins de vingt-quatre heures dans notre cas, le corps étranger, par son volume, a pu déchirer la muqueuse, et, par ses aspérités, il a pu perforer de part en part la paroi du conduit, surtout si des tentatives de refoulement ont été faites.

Les tissus sont donc dans de mauvaises conditions pour une réunion par première intention. Enfin la plaie de l'œsophage, dans la majorité des cas, est placée à une profondeur telle, derrière la fourchette sternale, que la suture serait, sinon impossible à exécuter, du moins extrêmement laborieuse, et augmenterait, dans les proportions sérieuses, la durée de la chloroformisation.

De plus, même dans les cas les plus favorables, comme on l'a vu plus haut, elle échoue dans la moitié des observations ; elle n'accélère pas la durée totale de la guérison, puisque la plaie des parties molles doit toujours rester ouverte.

L'alimentation par la bouche, dans le cas où la suture n'a pas été faite, peut, d'ailleurs, être permise dès le cinquième où le sixième jour, sans que la moindre parcelle de nourriture vienne souiller la plaie extérieure.

Pour toutes ces raisons, il semble que, d'une façon générale, il est préférable de s'abstenir de la suture.

Une question non moins importante est celle de l'alimentation de l'opéré. La sonde à demeure, par les narines, peut n'être pas tolérée. Dans notre observation, elle fut arrachée par le malade dès le deuxième jour ; d'ailleurs, elle avait provoqué un léger écoulement muco-sanguinolent par la narine correspondante. Le cathétérisme temporaire, par la narine, au moment du repas, est très énervant pour l'opéré. Le meilleur procédé, en apparence celui qui gêne le moins le malade, consiste à introduire par la plaie cutanée une sonde en caoutchouc mou de Nélaton, dans l'estomac, et de la fixer par un fil noué autour du cou.

La présence de cette sonde ne me paraît avoir d'aucune façon lésé mon premier malade ni retardé la guérison de la plaie opératoire. Il en a été tout autrement chez le second, chez lequel j'ai attribué l'hémorrhagie à laquelle il a succombé à l'ulcération d'un vaisseau provoquée par cette sonde. Aussi je crois qu'il faut ou bien nourrir les malades par une sonde à demeure nasale les deux premiers jours, ou par un cathétérisme répété, et les laisser avaler des liquides dès le troisième jour.

Il serait intéressant de savoir ce que deviennent ultérieurement les œsophagotomisés, et si des rétrécissements du conduit se sont constitués. Le nombre des sujets à qui cette opération a été pratiquée se monte actuellement à plus de 142, sur lesquels 110 environ ont survécu ; néanmoins dans la littérature médicale on ne trouve presque aucune mention à cet égard.

Un des cas que nous avons cités, et qui appartient à Krœnlein, est instructif à ce point de vue. Cette malade (N° 4 de notre tableau) qui, fut opérée pour un morceau de viande arrêté dans l'œsophage, avait été œsophagotomisée 8 ans auparavant pour un morceau d'os. Krœnlein suppose que à la suite de cette intervention un certain degré de sténose était survenu, et peut-être aussi une certaine parésie musculaire du conduit, d'origine traumatique. Il est probable que des rétrécissements peuvent se constituer à la suite du séjour prolongé d'un corps étranger dans l'œsophage et de l'ulcération qu'il provoque ; il est moins logique d'admettre que la plaie linéaire de l'œsophagotomie lui donne naissance.

Billroth, cité par Fischer, fit également deux fois chez la même personne l'œsophagotomie pour un noyau de prune arrêté au-dessus d'un rétrécissement du conduit, et cela à sept ans d'intervalle.

Lorsque le corps étranger est situé profondément dans l'œsophage, il peut être difficile et même impossible de l'extraire par l'œsophagotomie. Krœnlein, dans le cas n° 3 de notre tableau, parvint cependant à saisir un dentier situé immédiatement au-dessus du cardia, au moyen de la pince œsophagienne. Mais, dans certains cas, le chirurgien peut être moins heureux.

Richardson (de Boston), cité par Egloff, conseille dans ces cas de faire la gastrostomie et d'extraire le corps étranger à travers la plaie stomacale. Cette conduite devrait être suivie, selon ce chirurgien, chaque fois que le corps étranger se trouve éloigné de 30 à 35 centimètres des incisives supérieures. Dans un cas, cet auteur fut assez heureux, après avoir introduit la main dans l'estomac, de pouvoir pénétrer avec l'index dans le cardia, de glisser sur ce doigt une pince et de ramener un dentier.

W. Bull (de New-York) fit la même opération sur un jeune homme de 16 ans ; mais ce n'est que par l'artifice suivant que l'extraction fut possible. Une fine sonde en gomme enfoncée par la bouche vint faire saillie dans la plaie stomacale. Une éponge y fut adaptée, et la sonde, ainsi armée, attirée à travers l'œsophage par la bouche ; le corps étranger, un noyau de pêche fut ainsi ramené à l'extérieur. Le malade guérit également.

Finney (de Baltimore), cité in *Centralblatt f. Chirurgie* (1890, p. 502), fit pour le même corps étranger (noyau de pêche), arrêté à 32 centimètres des incisives supérieures, une opération identique point pour point à la précédente, et avec le même succès.

C'est ici que serait tout indiquée l'opération étudiée anatomiquement par Quénu et Hartmann et qui a pour but d'aborder l'œsophage dans son trajet thoracique. Ces auteurs conseillent d'ouvrir le thorax du côté gauche de préférence, par une incision partant de l'angle supérieur de l'omoplate et longue de 12 à 15 centimètres, de réséquer les 2e, 3e, 4e et 5e côtes, sur une étendue de 2 centimètres, on obtiendrait ainsi un orifice suffisant pour introduire la main, décoller la plèvre et le poumon et arriver sur l'œsophage. (*Société de chirurgie*, séance du 4 février 1891.)

Depuis, la question a été étudiée dans un travail de Potarca (Œsophagotomie intrathoracique par le médiastin postérieur ; in *Roumanie médicale*, juillet et août 1894, et tir. à part) et dans une thèse de Lyon de Gaillard (de l'intervention sanglante dans le traitement des corps étrangers de l'œsophage, partie thoracique), et dans quelques autres travaux ; mais ce ne sont là que des considérations anatomiques.

Un mot encore, avant de terminer, au sujet de la symptomatologie des corps étrangers de l'œsophage.

Dans l'observation qui a été le point de départ de ce travail, on percevait nettement, et à distance, à chaque mouvement d'expiration, un bruit de gargouillement tout à fait analogue à celui que l'on produit en soufflant dans un vase rempli de liquide, à travers un brin de paille. Ce bruit était certainement dû au passage de bulles d'air venant de l'estomac et s'insinuant entre le noyau de pêche et la paroi œsophagienne pour traverser ensuite la colonne de salive qui surmontait le corps étranger. Chaque mouvement d'expiration renouvelait ce gargouillement. Je pus constater *de visu* la salive accumulée dans l'œsophage.

Hamburger, comme on sait, a préconisé comme moyen de diagnostic de la présence de corps étrangers dans l'œsophage, l'auscultation de cet organe. Cette auscultation, étudiée par un certain nombre d'auteurs, tels que Barety, Morel-Makenzie, n'a donné aucun résultat pratique ; peu de chirurgiens la considèrent comme sérieuse.

Dans certaines conditions, cependant, cette auscultation peut donner des renseignements d'une valeur pathognomonique ; c'est lorsque le corps étranger est volumineux, que les parois du conduit s'adaptent exactement sur lui, et que les bulles d'air, chassées de l'estomac par les mouvements du diaphragme, viennent traverser la colonne de liquide rassemblée au-dessus du corps étranger. Dans le cas que je viens de relater, ce signe était absolument caractéristique. Mais les mouvements de déglutition ne semblaient avoir aucune part dans sa production.

II. — De quelques corps étrangers chez des enfants.

Je vous présente une collection de corps étrangers que j'ai eu l'occasion de retirer chez des enfants.

Je les divise en corps étrangers des voies respiratoires, des voies digestives, des voies urinaires et enfin des téguments et des membres.

I. *Corps étrangers des voies respiratoires.* — Il s'agit d'un bouton de bottines retiré de la narine d'un petit garçon de 7 ans et dont la présence avait simulé une fièvre typhoïde; céphalée intense, épistaxis, fièvre élevée, somnolence, firent poser pendant 7 jours ce diagnostic. Un léger gonflement survenu sur le dos du nez fit explorer cet organe, et me permit de retirer le bouton de bottines derrière lequel une forte quantité de pus s'était amassé. Les symptômes typhoïdiques s'évanouirent immédiatement. Ce cas a déjà été rapporté par M. Renaud, il y a quelques années, à un des Congrès d'oto-laryngologie.

II. *Corps étrangers des voies digestives.* — Ils sont nombreux: voici d'abord un noyau de pêche que j'ai retiré par l'œsophagotomie externe, chez un petit garçon de 9 ans. Cette opération a été relatée en détail dans le chapitre précédent. Le petit malade a guéri sans encombres.

Cette opération n'est pas toujours aussi bénigne, témoin ce sou que j'ai retiré de l'œsophage d'un enfant de 2 ans; il était resté en place huit jours, provoquant de l'occlusion intermittente pour les liquides, et ayant amené un état fébrile et du méléna.

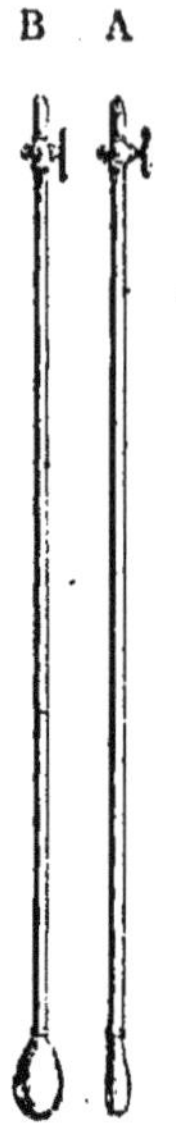

Fig. 3.
Instrument du Dr Frœlich pour l'extraction des corps étrangers de l'œsophage.
A, ballon vide.
B, ballon gonflé.

De nombreuses tentatives d'extraction par le panier de Graefe restèrent infructeuses et je me décidai à pratiquer l'œsophagotomie externe avec l'aide de M. le professeur Weiss.

L'opération fut très simple, mais le cinquième jour l'enfant mourut d'hémorrhagie foudroyante. L'autopsie n'ayant pu être pratiquée, je ne sais à quoi l'attribuer, est-ce à une ulcération de la tyroïdienne, ou bien même à celle de la jugulaire interne par le drain laissé à demeure dans la plaie; obligation à laquelle je dus me soumettre à cause de l'infection de l'œsophage.

Ces trois autres sous furent moins funestes aux enfants qui les avalèrent : l'un d'eux cependant resta 25 jours dans l'œsophage d'un enfant de 3 ans, et le second 3 mois 1/2, chez un enfant de 4 ans, sans provoquer d'accidents autres qu'une dysphagie pour les aliments solides. Ils furent facilement ramenés avec le panier de Graefe après que la radioscopie eut confirmé leur présence, que le cathétérisme ne permettait pas d'affirmer.

Cette troisième pièce de monnaie fut retirée chez un enfant de 2 ans, au moyen d'un appareil improvisé que je vous présente et qui est une simple sonde œsophagienne n° 14, dont l'extrémité est recouverte d'un condom. La sonde descendue au-delà du corps étranger fut insufflée de la quantité nécessaire pour gonfler le condom et ramené ensuite par la bouche, du premier coup le sou sortit.

J'ai perfectionné cet appareil : une sonde œsophagienne, un condom fixé à demeure, un robinet à l'extrémité évasée de la sonde, et une poire en caoutchouc pour insuffler le condom et graduer sa distension, en fait un appareil assez pratique et pouvant rendre service au besoin (constructeur, M. Wahl à Nancy).

J'ai été frappé dans une tentative d'extraction au moyen du panier de Graefe des dimensions exagérées des plus petits modèles de cet instrument que je considère d'ailleurs comme excellent.

M. Kirmisson a construit un crochet fin qui est également volumineux pour un œsophage de 1 à 2 ans. J'ai modifié le panier de Graefe en en supprimant une des moitiés, en n'en conservant qu'une portion, mais mobile également. Sur le même mandrin on peut visser trois grandeurs de crochets à bascule dont le plus gros a les dimensions du plus petit panier de Graefe du commerce. Voici enfin une dernière pièce de 5 centimes que j'ai retirée avec le panier de Graefe. Un confrère avait essayé en vain de l'extraire : mais soudain, ni le sou ni le panier ne voulurent plus sortir : je vis l'enfant la tige de l'appareil sortant par la bouche : la manœuvre suivante me réussit : je tirai avec une certaine force sur le panier qui, chargé du sou était enclavé sous le cricoïde. Avec l'index introduit dans la bouche, je passai sous le larynx subluxé ; je fis basculer le corps étranger et avec le panier il sortit de la bouche à la grande satisfaction de tout le monde.

Après les pièces de monnaie, les épingles forment un fort contingent des corps étrangers des voies digestives.

Voici une épingle ayant une longueur de 5 centimètres, avec une tête en verre de 6 millimètres de diamètre, et de 5 millimètres d'épaisseur. Elle fut avalée par une jeune fille de 17 ans, et rendue par les voies naturelles au bout de 9 jours. La radiographie n'avait pas permis de la déceler dans l'intestin.

Tout le monde s'accorde à reconnaître la bénignité habituelle du cheminement des épingles à travers le tube digestif, et le danger des tentatives intempestives d'extraction faites par la bouche sur les malades qui ont l'illusion de la présence de l'aiguille dans la gorge. Rappelez-vous ces pièces provenant d'une femme de Pont-à-Mousson que le professeur Heydenreich et moi nous vous avons présentées il y a quelques années, et chez laquelle des tentatives d'extraction faites pour une petite aiguille que j'ai retrouvée dans le duodénum, avait amené une perforation de l'œsophage, une fausse route dans la plèvre droite, et la déglutition, dans la plèvre, de café et de vin.

Les épingles à cheveux excitent quelquefois les petites filles à des jeux dangereux : j'ai retiré une de ces épingles du rectum d'une petite fille de 5 ans, personne n'a pu savoir comment elle y avait pénétré ; elle provoquait du ténesme et des selles sanglantes. — J'ai pensé à l'introduction directe de l'épingle dans l'anus. Depuis j'ai vu une jeune fille qui à l'âge de 9 ans avait avalé une épingle à cheveux et qui la rendit par les voies naturelles après 28 jours. — Aussi je me demande si le même chemin n'a pas été suivi par le précédent corps étranger.

III. *Voies urinaires.* — Voici encore une épingle à cheveux qu'une fillette de 4 ans s'était introduite dans l'urèthre et la vessie. — C'est à un âge plus avancé d'ordinaire, que cette gymnastique est pratiquée. Les parents amenèrent le même jour l'enfant à l'hôpital. Avec un stylet je sentis le corps dans la vessie, je dilatai l'urèthre avec une pince à forcipressure; et avec la même pince je saisis l'épingle. Une des branches seule était saisie, l'autre perfora la cloison uréthro-vaginale; je la saisis avec une pince, et avec de petits ciseaux dans le vagin très étroit je coupai, en limant, la réunion des 2 branches de l'épingle, dont je vous présente les morceaux. La longueur de cette opération fut compensée par sa bénignité; dès que l'épingle fut dehors l'enfant fut guérie.

Une jeune fille de 13 ans s'était introduit dans la vessie une épingle à cheveux. — Au bout de 4 ans seulement, la malade vint consulter à la clinique : elle avait une fistule vésico-vaginale, et dans le ventre une tumeur dure remontant jusqu'à l'ombilic et simulant un fibrome. C'était un énorme calcul : La taille vésico-vaginale ne me permit pas de l'extraire, je dus faire une taille sus-pubienne transpéritonéale à cause de l'adhérence du péritoine à la vessie. — La malade guérit sans accrocs; je vous ai communiqué in extenso son observation il y a quelques années.

Voici un calcul en sablier que j'ai enlevé par la taille haute chez un petit garçon de 2 ans 1/2; l'intérêt de ce cas que je vous ai déjà montré, tient à la présence d'un des globes au périnée; il paraissait tellement superficiel et sous-cutané que j'hésitais à l'enlever par là. — Le globe vésical du calcul était beaucoup plus volumineux. — La suture de la vessie que je pratiquai permit la guérison après 8 jours déjà.

IV. *Téguments et membres.* — Une grosse aiguille fixée obliquement sous le sein gauche d'un bébé de 2 ans, et dont la direction seule évita d'amener des accidents dangereux.

Un crochet en os de 8 centimètres de long, que je trouvais à l'incision d'un abcès de la fesse chez un enfant de 2 ans, et dont la présence était ignorée par les parents : fait bien extraordinaire car le crochet était énorme.

Deux aiguilles fixées dans la rotule de deux enfants de 1 et 2 ans. Une alène de cordonnier, c'est cet énorme crochet que vous voyez dans cette boîte, avait pénétré dans la main d'un apprenti de 13 ans. — Pendant 7 ans elle resta ignorée et indolore. Au cours des dernières grandes vacances le jeune homme alors âgé de 20 ans se présenta à l'hôpital pour du gonflement et des douleurs dans la main. La radiographie me montre nettement l'alène, et je la retirai facilement.

Voici maintenant, pour terminer, une aiguille que j'ai retirée du genou d'un enfant de 15 mois et dont l'histoire est assez curieuse.

L'enfant avait marché à 12 mois, mais au bout de 6 semaines il se mit à boiter : En l'examinant on trouva une grosseur comme une noisette dans le genou. — Plusieurs médecins hésitèrent entre une tumeur blanche, un kyste, une exostose. — L'examen que j'en fis me permit de supposer l'existence d'un corps étranger enkysté et sa forme allongée m'incita à parler d'une aiguille ; hypothèse que la radiographie confirma. — L'ablation en fut très laborieuse à cause de la gangue fibro-calcaire qui entourait l'aiguille. La marche de l'enfant redevint tout à fait normale ; et la raideur du genou disparut complètement.

III. — Rétrécissement cicatriciel de l'œsophage chez l'enfant.

Les rétrécissements cicatriciels de l'œsophage sont loin d'être rares chez l'enfant. C'est dans la période qui s'étend entre le moment où ils marchent et celui où la raison l'emporte sur leur gourmandise, c'est-à-dire entre 3 et 9 ans que l'on rencontre le plus grand nombre de brûlures de l'œsophage, cause première du rétrécissement.

La cause de ces brûlures a toujours été, dans le nombre assez considérable de cas que nous avons observés, l'absorption de potasse caustique. C'est une substance à peu près incolore ou légèrement jaunâtre moussant comme de la bière. Les ébénistes, les peintres, s'en servent ; on en use aussi dans les ménages pour certains nettoyages. Les bouteilles qui la contiennent traînent et les enfants s'en emparent et en absorbent le contenu.

Il est assez curieux de voir que les enfants que vous observez immédiatement après l'absorption du caustique n'ont le plus souvent que des brûlures insignifiantes aux lèvres, à la langue et même au pharynx, quelques légères plaques blanches avec un peu de gonflement tout autour ou même rien du tout.

Dans l'œsophage au contraire, dans sa partie moyenne ou terminale, existent des brûlures profondes qui amènent des sténoses très serrées.

Après l'accident, l'alimentation de l'enfant par des

substances liquides se fait encore dans d'assez bonnes conditions pendant deux ou trois semaines après que la dyspnée et la fièvre des 2 premiers jours sont passées, si toutefois elles ont existé.

Exceptionnellement il apparaît dans les premiers jours un spasme dû au passage des aliments sur les brûlures, qui empêche la déglutition ; mais il ne tarde pas à disparaître et donne pendant quelque temps une fausse sécurité aux parents.

Peu de temps après, les solides ne peuvent plus être avalés et les liquides passent avec difficulté.

Lorsqu'on vous amène des enfants chez qui cette série d'accidents se sont produits, deux cas peuvent se présenter : ou bien l'enfant, depuis plusieurs jours, n'avale plus aucun aliment ni aucune goutte de liquide, ou bien la sténose est moins complète et ce n'est que par intermittence, c'est-à-dire de temps en temps, à une certaine heure par jour ou bien tous les quelques jours pendant un jour complet que l'atrésie complète se manifeste.

Dans le premier cas, l'enfant a les yeux excavés, la bouche sèche ; les extrémités froides, souvent le pouls filiforme.

Il ne faut pas hésiter, après un premier cathétérisme prudent qui ne donnera pas souvent de résultat, à pratiquer sans tarder la gastrostomie pour alimenter l'enfant, lui permettre de se relever et faire ensuite le traitement du rétrécissement : la dilatation progressive au moyen de bougies.

La gastrostomie chez l'enfant ne présente ni plus de danger ni plus de difficulté que chez l'adulte. La souplesse de la paroi thoracique permet, en se laissant déprimer, beaucoup plus facilement que chez l'adulte, de saisir l'estomac et de l'amener à l'extérieur.

Dans deux cas de gastrostomie chez des enfants de 3 et 4 ans, j'ai trouvé l'estomac proportionnellement plus dilaté que chez l'adulte, malgré les quelques semaines d'alimentation insuffisante qu'ils venaient de traverser.

Le procédé que j'ai employé a été celui de Terrier qui m'a donné des orifices continents. J'ai toujours attiré à l'extérieur un champignon stomacal assez proéminent. J'ai suturé péritoine et muscle en colerette à la séreuse stomacale, puis la peau en colerette un peu plus loin autour du champignon stomacal et enfin j'ai ouvert l'estomac au sommet du champignon extériosé sans suture de la muqueuse. Celle-ci cependant saigne quelquefois et un fil de soie est nécessaire sur l'artériole lésée.

Lorsque j'ai à pratiquer une gastrostomie, non pas chez un tout petit enfant à paroi abdominale très mince, mais chez un sujet plus âgé ou un adulte, et que la bouche stomacale doit servir pendant assez longtemps, j'opère différemment. Mon but est d'abord de faire une incision qui permette facilement de trouver l'estomac, et ensuite de faire en sorte que l'estomac ne débouche pas à l'extérieur directement par une fistule, mais bien par l'intermédiaire d'un canal. Pour obtenir ce double résultat, je fais une incision verticale partant des fausses côtes sur le milieu du muscle grand droit gauche. Je recherche l'estomac, et je le saisis avec une pince à forcipressure peu serrée.

Cela fait, je suture la peau avec le péritoine pariétal. Je crée ainsi un canal cutanéo-péritonéal large de 2 centimètres et profond de 3 centimètres environ, dans lequel je fixe l'estomac par une double collerette de sutures, en ayant soin qu'une notable portion stomacale reste extériorisée sous forme de champignon.

Ce procédé m'a donné de bons résultats, je l'ai décrit pour la première fois dans la *Revue médicale de l'Est* en 1896.

Dans le deuxième cas, quand la sténose œsophagienne n'est pas absolue mais seulement intermittente, le traitement du rétrécissement peut commencer sans gastrostomie préalable. Ce traitement peut être facile ou bien présenter de très grosses difficultés. Il est facile, lorsque vous avez affaire à un enfant docile chez lequel, après peu de tentatives, vous arrivez à passer le n° 2 ou 3 des sondes de la filière classique (2 ou 3 millimètres) et qu'en peu de jours vous gagnez plusieurs numéros et arrivez au numéro 7 et 8.

Ces cas faciles sont exceptionnels.

Le plus souvent, après bien des tâtonnements vous arrivez à passer un numéro inférieur, puis un numéro au-dessus et vous restez de nouveau plusieurs jours sans pouvoir passer les sondes dont l'introduction était facile précédemment. La déglutition des liquides continue à se faire facilement pendant quelques jours puis tout-à-coup rien ne descend et l'eau même est régurgitée.

Que s'est-il passé ? Souvent l'enfant trompant la surveillance des parents ou des infirmières, et poussé par la faim qui le talonne a avalé une croûte de pain ou une pelure de pomme qui bouche son rétrécissement ; ou bien encore la brûlure initiale n'est pas encore suffisamment guérie et a provoqué un spasme qui se renouvelle à chaque tentative de déglutition ou de cathétérisme.

Dans ces cas là j'ai souvent essayé des lavements de chloral ou de bromure avec un résultat variable.

Quelques auteurs, à cause de ce spasme, qui souvent vient compliquer un rétrécissement encore récent, ont pensé qu'il ne fallait commencer le traitement méthodique du rétrécissement qu'après 4 ou 6 semaines.

Cette façon de faire a un inconvénient, c'est qu'elle élargit beaucoup les indications de la gastrostomie préalable. D'autre part elle permet au rétrécissement de devenir assez serré ou même infranchissable.

Je crois que dans un rétrécissement complètement infranchissable par moment, il est préférable, dès la première semaine écoulée après l'accident de faire au moins tous les 8 jours un sondage, quitte à ne faire la dilatation méthodique qu'après 4 ou 6 semaines.

Un autre inconvénient du rétrécissement si l'on n'y porte rapidement remède est la formation d'une poche assez volumineuse, même chez l'enfant, au-dessus de l'obstacle. J'ai vu cette poche chez un petit garçon de 8 ans contenir quelquefois 150 grammes de liquide et cela 3 mois déjà après la brûlure. Cette poche augmente singulièrement la difficulté du cathétérisme.

Chez un enfant de 4 à 10 ans la sonde doit pénétrer à une profondeur de 35 à 40 centimètres, pour que l'on soit sûr d'avoir pénétré dans l'estomac.

Le cathétérisme est généralement bien supporté par l'enfant, mais plus que l'adulte, et même lorsque la bougie n'a pas pénétré dans l'estomac, il se plaint d'une *douleur vive au niveau du creux épigastrique*, après chaque sondage.

Lorsque le rétrécissement, à un moment donné paraît, indilatable au-dessus d'une certaine limite, il suffit souvent d'interrompre le traitement pendant 8 ou 10 jours, pour voir une sonde d'un calibre supérieur passer, alors que dans le traitement suivi, fait tous les deux jours, on n'était pas parvenu à l'introduire.

Les difficultés auxquelles on se heurte dans le traitement du rétrécissement cicatriciel chez l'enfant sont souvent très considérables. Il peut arriver qu'une dilatation d'abord faite dans de bonnes conditions, ne progresse plus malgré tous les moyens qu'on emploie, alors que l'orifice œsophagien n'est pas encore assez gros pour assurer la nutrition; ou bien le cathétérisme, d'abord facile et possible, devient impossible. Il faut naturellement dans ces cas s'armer de patience, avant de recourir aux moyens extrêmes qu'il nous reste à signaler. Ce sont :

1° La gastrostomie pour faire un cathétérisme rétrograde de l'œsophage.

2° L'électrolyse linéaire.

La gastrostomie pour cathétériser l'œsophage de bas en haut a été faite tout récemment par Delagénière (du Mans). Son observation a été présentée au dernier Congrès de chirurgie. Ce cathétérisme fut facile et l'enfant guérit. Mais la sonde mise à demeure ne fut pas tolérée. Malgré cela, le cathétérisme de haut en bas devint facile après cette intervention.

Un chirurgien viennois, dans un rétrécissement infranchissable, chez un adulte, a mis au bout d'un fil, un plomb de chasse et l'a fait avaler par son malade, le fil dépassant constamment la bouche. Après quelques jours ce fil à plomb parvint à franchir par son poids le rétrécissement et arriva dans l'estomac.

Le malade ayant une bouche stomacale le chirurgien, fit sortir le plomb à l'extérieur au moyen d'irrigations et attacha au fil de soie des sondes de dimensions progressives qui assurèrent une dilatation rapide du rétrécissement.

Il est impossible de faire avaler à un enfant un fil

armé d'un plomb, il ne s'y prêterait pas, mais après la gastrostomie on peut par cathétérisme rétrograde faire passer un fil de l'estomac dans l'œsophage et hors de la bouche et s'en servir pour faire la dilatation progressive au moyen de bougies qu'on y attacherait au niveau de la fistule stomacale, la sonde à demeure n'étant pas tolérée par l'enfant.

2° Électrolyse. Lorsque le rétrécissement a déjà été franchi et qu'une dilatation ultérieure n'est plus possible, l'électrolyse peut rendre des services. C'est par elle qu'une de nos petites malades, dont nous rapportons l'observation, vit fondre sa sténose. Pour la pratiquer, il faut naturellement une instrumentation spéciale et une technique spéciale que notre collègue M. Guilloz a mis à notre disposition, dans son service électrothérapique de l'hôpital civil de Nancy.

Cependant cette électrolyse n'est pas sans danger, les séances ont été suivies plusieurs fois d'accidents dyspnéiques et d'une fièvre qui s'éleva pendant plusieurs jours à 38° et à 39°. Malgré cela l'enfant guérit.

Un autre procédé pour ramollir les cicatrices est celui qui consiste à injecter par voie hypodermique une substance connue sous le nom de *thiosinamine.* Elle a été employée surtout en Allemagne. Je l'ai utilisée chez un de mes petits malades dont je vais rapporter l'observation : je lui ai injecté 4 fois 20 gouttes d'une solution alcoolique de 10 °/₀ de thiosinamine dans la cuisse à un moment où il m'était impossible de passer du n° 5 au n° 6 de la filière classique. Ces injections m'ont paru avoir une certaine action pour rendre plus souple la cicatrice du rétrécissement.

Les dilatations d'abord faites 3 fois par semaine jusqu'à ce que l'on arrive à un calibre de 1 centimètre 1/2 ;

(c'est-à-dire les nos 10 et 15) devront ensuite être continuées pendant plus d'un an, une fois par mois, pour empêcher la récidive de survenir.

Voici deux observations qui viennent à l'appui de ce que nous venons de dire :

Ingestion de potasse caustique, rétrécissement cicatriciel de l'œsophage. — Guérison par la dilitation progressive et la thiosinamine.

André-Victor D..., de Nancy, âgé de 4 ans, a avalé le 23 décembre 1903 la valeur d'une cuillerée à café de potasse. De suite après l'accident la bouche gonfla, les parents aperçurent des plaques blanches sur la langue et des petits boutons blancs sur la lèvre. Sauf ces constatations locales, rien ne parut troublé dans la santé de l'enfant qui se nourrit d'une façon parfaite jusqu'au 5 janvier.

A ce moment-là les solides ne passaient plus et l'enfant ne pouvait plus avaler que de l'eau et du lait.

Cinq semaines après l'accident il me fut amené n'ayant plus rien avalé depuis 24 heures, je le fis entrer à l'hôpital civil pensant que la gastrostomie était indispensable; je lui fis donner le soir même un lavement de 4 grammes de bromure. Le lendemain l'enfant put avaler du lait; je lui passais une sonde n° 2, je le fis saigner légèrement, l'enfant accusa de la douleur dans le creux épigastrique et au milieu du thorax. Les liquides passaient de nouveau.

La mère prit l'enfant chez elle et le ramena tous les huit jours pour lui faire passer une sonde, la dilatation se fit jusqu'au n° 4.

A partir du 1er mars, l'enfant revint trois fois par semaine pour le cathétérisme. Les liquides passaient facilement mais souvent l'enfant allait chez les voisins quémander du pain et des aliments qu'il avalait et qui restaient dans l'œsophage. Pendant une journée entière quelquefois rien ne passait plus jusqu'à ce que la poche œsophagienne se fut vidée. Elle se vidait souvent au moment de nos cathétérismes et nous trouvions dans les régurgitations des pelures d'orange et de la salade.

Au mois de mai nous avions atteint une dilatation de 5 millimètres et nous n'arrivions plus à progresser. Je fis alors à huit jours d'intervalle 4 injections sous-cutanées de thiosinamine dans la cuisse (XX gouttes d'une solution alcoolique de 10 °/o).

La sonde de 6 millimètres ne tarda pas à passer facilement. Résultat heureux que cette substance a pu favoriser.

A chaque cathétérisme l'enfant s'est plaint d'une douleur à la partie moyenne du thorax, cette douleur persiste souvent pendant quelques instants.

Actuellement septembre 1904, la dilatation est de 8 millimètres, tous les aliments bien mâchés passent et le poids de l'enfant qui était tombé à 15 livres a presque doublé.

Ingestion de potasse. — Rétrécissement de l'œsophage. — Gastrostomie. — Electrolyse du rétrécissement.

Yvonne B..., 2 ans, de Vézelise, aurait avalé une gorgée seulement de potasse le 15 août 1901. Elle eut de suite après des vomissements. Un médecin appelé lui fit avaler du lait. La bouche se remit tellement rapidement des légères brûlures qu'elle présentait, que le médecin traitant avait affirmé que rien ne devait avoir passé dans l'œsophage. Mais après quinze jours déjà les aliments solides étaient difficilement déglutis. Après trois semaines les liquides seuls passaient. Après quatre semaines aucun liquide même n'était plus avalé.

Elle nous fut amenée le 16 septembre à l'hôpital civil de Nancy dans un état d'inanition très prononcé. Maigre, la peau sèche, les yeux excavés.

Une tentative de cathétérisme que nous fîmes ne donna aucun résultat.

17 septembre : lavement alimentaire et lavement bromuré. Nouvelle tentative de cathétérisme aussi infructueuse que la précédente.

18 septembre : gastrostomie par le procédé Terrier.

L'estomac est assez facile à trouver. Une portion est extériorisée et suturée par six points de sutures à la boutonnière de la paroi abdominale en prenant dans la suture le péritoine et le muscle. Une deuxième rangée de sutures fixe la peau autour du champignon stomaccal.

Ouverture de l'estomac.

Dès le soir, 150 grammes de lait sont injectés par la fistule.

La guérison se fait sans encombre.

L'enfant se lève le dixième jour, mais rien ne passe par l'œsophage.

Dans le courant du mois d'octobre et novembre le cathétérisme est très difficile, on réussit à passer une sonde n° 2.

Ce cathétérisme, étant toujours très difficile et faisant

saigner l'enfant, n'est plus renouvelé que tous les mois une fois.

La petite malade est toujours nourrie par sa fistule gastrique.

Dans le courant de l'année 1902, l'enfant rentre chez elle pendant quelque temps ; les parents la nourrissant par la fistule.

En septembre 1903, avec le professeur Weiss et notre collègue Guilloz, nous essayons, l'enfant étant chloroformée, de passer une sonde électrolytique. La sonde pénètre à une certaine profondeur.

L'enfant, à la suite de cette séance, a de la fièvre et de la bronchite pendant quelques jours.

Quatre séances semblables sont faites par M. Guilloz à huit et quinze jours d'intervalle. Après la dernière séance, l'état général devient très mauvais, 39° pendant quelques jours. Une dyspnée intense et des signes de broncho-pneumonie s'établissent. Puis tout rentre dans l'ordre et des séances de cathétérisme ordinaire sont commencées. Lorsque le n° 6, c'est-à-dire une sonde de 6 millimètres passa, l'enfant rentra chez elle et revint régulièrement toutes les trois semaines pour se faire cathétériser.

Actuellement 10 septembre 1904, la sonde n° 11 passe facilement, mais, fait assez curieux, lorsque trois semaines sont passées sans cathétérisme, le pain mal mâché ne passe plus.

La fistule gastrique s'est fermée spontanément. Il reste au fond d'une dépression de couleur rougeâtre un petit mamelon gros comme une tête d'épingle au niveau duquel on verrait sourdre, au dire des parents, tous les quelques jours, une gouttelette de liquide clair.

IV. — De la trachéotomie dans le croup.

La trachéotomie est l'opération qui consiste à faire communiquer la trachée avec l'extérieur. On permet ainsi à la respiration de se faire par un orifice situé au-dessous de la glotte.

Dans cette leçon, je ne vous ferai pas l'histoire complète de la trachéotomie, je me bornerai à vous faire connaître les résultats de ma propre expérience, et à vous donner des notions pratiques sur cette opération.

La première chose à faire quand vous êtes appelés à opérer un enfant atteint de sténose laryngée par suite de diphtérie est de vous renseigner sur son âge, vous verrez dans le cours de cette leçon l'importance de cette question, sur la durée de l'affection, sur la maladie qui a précédé l'éclosion du croup, c'est généralement la scarlatine, la rougeole, la coqueluche. Vous examinerez le fond de la gorge et la bouche, pour savoir s'il s'agit d'un croup consécutif à la diphtérie du pharynx ou d'une diphtérie primitive du larynx. Enfin vous ausculterez le malade pour voir s'il existe déjà de la broncho-pneumonie. Tous ces détails ont une importance très grande au point de vue du pronostic de votre intervention.

L'opération résolue, il faut la préparer. Les instruments nécessaires sont un bistouri ordinaire, quelques pinces à forcipressure, une pince écarteur à deux ou trois branches, deux petits écarteurs mousses, quand vous avez un nombre d'aides suffisant, enfin le thermocautère. La pince-écarteur n'est pas indispensable, une pince à dissection la remplace, elle ne sert qu'à entr'ouvrir les lèvres de la plaie trachéale pour y placer la canule. Le thermo-cautère n'est employé que par un certain nombre d'opérateurs, d'autres font toute l'opération au bistouri, mais je vous indique seulement la façon dont je procède d'ordinaire. Enfin vous préparez la canule trachéale. Des canules de 3 grandeurs différentes sont nécessaires et suffisantes pour tous les cas, — le n° 0 qui a 5 millimètres de diamètre pour les enfants de 1 à 2 ans, le n° 1 qui a 7 millimètres pour les enfants de 2 à 3 ans, enfin le n° 2 qui a 9 millimètres, pour les enfants au-dessus de cet âge.

Je ne chloroforme jamais les enfants, l'état asphyxique, dans lequel on nous les amène, contre-indique absolument cette anesthésie, un de mes collègues, qui avait l'habitude de pratiquer l'anesthésie, y a renoncé après un accident mortel qu'il lui imputa.

Le nombre des aides doit être au minimum de 3. Le plus intelligent, et celui qui a le plus de sang-froid, tient la tête du malade, l'index sous le menton qu'il attire fortement, la nuque de l'enfant repose sur une bouteille entourée d'une alèze pour faire saillir la partie antérieure du cou.

Le deuxième aide se place à gauche de l'opéré et tient les deux bras de ce dernier appuyés contre le thorax, tout près des épaules, de manière à fixer solidement le malade sur la table d'opération. En même temps avec le coude et le bras gauche, il peut appuyer sur les jambes de l'enfant qui d'ailleurs auront été soigneusement emmaillottées.

Le troisième aide tient le thermo-cautère.

Enfin un quatrième aide, si cela est nécessaire et possible, vous présentera les instruments, et pourra écarter les lèvres de la plaie cutanée si vous en avez besoin. —

Placez toujours les instruments ensemble et à votre portée.

Tous ces préparatifs terminés, le chirurgien doit reconnaître le champ opératoire, pour se rendre compte de la position du larynx, de la trachée, des dimensions de l'isthme du corps thyroïde, de la présence d'une artère appréciable au toucher (de la thyroïdienne médiane) ou d'une grosse veine.

Cela fait, on pratique avec le bistouri, une incision de 4 centimètres de long sur la ligne médiane au niveau de la partie toute supérieure de la trachée et empiétant un peu sur le larynx. La peau sectionnée, on voit immédiatement le tissu cellulaire, contenant de la graisse et de grosses veines gonflées de sang noir, faire hernie dans la plaie, à ce moment on introduit l'index gauche dans la plaie pour reconnaître la place exacte de la trachée, puis avec le thermo-cautère on incise dans cette direction, en restant sur la ligne médiane. Lorsque les veines sont énormes, on les coupe entre deux pinces.

Quand le thermo-cautère est arrivé sur la trachée, ce que l'on reconnaît à la vue et au toucher, on reprend le bistouri, et l'on perfore la paroi antérieure de la trachée à l'angle inférieur de l'incision, le tranchant regardant vers le larynx, et l'on sectionne deux ou trois anneaux, en intéressant au besoin le cricoïde. Plusieurs fois j'ai sectionné ce cartilage sans le moindre inconvénient pour la voix de l'enfant. Dès que la trachée est ponctionnée, un sifflement spécial, pathognomique, est perçu et l'on voit sourdre, à travers l'orifice, des bulles d'air, du mucus ou du pus.

La pince écarteur est introduite alors dans la trachée et l'enfant expulse par l'ouverture béante des masses de fausses membranes, ressemblant à du macaroni cuit, du mucus et quelquefois de notables quantités de pus (50 gr. dans un cas).

Les aides redressent l'enfant, et l'on introduit la canule appropriée tout en retirant la pince-écarteur ; il ne reste plus qu'à lier derrière la nuque de l'enfant le cordon de la canule.

Quand la trachée est très profondément située, il est utile de faire écarter avec les deux écarteurs mousses les lèvres de la plaie et les muscles sterno-thyroïdiens qui rétrécissent le champ opératoire par leur contracture. Dans ce cas il faut avoir le plus grand soin d'empêcher les écarteurs de saisir la trachée, et de l'aplatir, accident qui arrive avec la plus grande facilité et dont les conséquences peuvent être graves, car alors, et surtout si l'enfant est jeune, la trachée étant très molle, on peut prendre pour la trachée un des muscles sterno-thyroïdiens, tendu au fond de la plaie comme une corde rigide et simulant à s'y méprendre la trachée. Pour éviter à coup sûr cet accident, le pouce et le médius de la main gauche ne doivent pas lâcher le larynx, tandis que l'index de la même main est placé sur la trachée.

Le second inconvénient des écarteurs, c'est qu'ils aplatissent la trachée : la paroi antérieure peut venir toucher la paroi postérieure et au moment de la ponction de la trachée le bistouri risque de perforer les deux parois de la trachée, et de léser l'œsophage.

Le corps thyroïde lorsqu'il est volumineux peut d'une part rendre difficile l'accès de la trachée et d'autre part, lorsque l'un des lobes est seul hypertrophié, dévier la trachée, disposition que j'ai rencontrée dans un de mes cas.

Lorsque l'isthme du corps thyroïde est hypertrophié, il est impossible, comme on le conseille à tort dans les ouvrages de médecine opératoire, de le récliner par en bas, cela est possible tout au plus sur le cadavre, il faut simplement le sectionner avec le thermo-cautère.

La trachée peut-être très profondément située à 5 et 6 centimètres; cela semble exagéré et néanmoins cela est; j'ai trouvé une pareille profondeur dans 4 cas. Les causes qui créent cette anomalie sont d'abord la graisse dont la couche peut être énorme surtout chez les enfants à cou court, puis l'isthme du corps thyroïde hypertrophié, enfin une cause non plus anatomique mais physiologique, la contraction des muscles sterno-mastoïdiens et sterno-thyroïdiens qui se tendent au devant de la trachée en soulevant les tissus et en donnant à cette dernière une position d'une profondeur vraiment incroyable. Ceci arrive lorsque le sujet n'est pas encore à la période asphyxique, réagit énergiquement pendant l'opération et résiste aux tractions qu'exerce l'aide chargé de soulever le menton.

Si l'on est obligé de faire toute l'opération au bistouri, l'hémorrhagie est en général assez abondante, à cause des veines nombreuses et volumineuses que l'on trouve entre la peau, l'isthme du corps thyroïde et la trachée; alors il est utile de placer des pinces à forcipressure sur les deux bouts du vaisseau ou au moins sur son bout périphérique. Ces pinces peuvent être laissées à demeure.

Il ne faut jamais ouvrir la trachée tant que l'hémorrhagie est encore notable. C'est une erreur propagée par Trousseau de croire que le sang s'arrête instantanément dès que la trachée est ouverte et que la respiration se rétablit. J'ai vu, pour ma part deux enfants mourir rapidement de la pénétration du sang dans la trachée, l'opérateur ayant eu confiance dans le précepte du maître.

Ce qui est vrai, c'est que le suintement sanguin, l'hémorrhagie en nappe, s'arrête dès que la canule est mise en place.

Parmi les accidents qui peuvent survenir pendant la trachéotomie, j'ai déjà signalé *l'hémorrhagie*, je n'y reviendrai plus.

Un second accident est la *syncope;* dans ce cas, la meilleure conduite me semble être d'ouvrir rapidement la trachée, de placer la canule et de faire énergiquement et rationnellement la respiration artificielle. J'ai vu revenir, par cette manière d'agir, des enfants que je considérais absolument comme perdus.

Quand la trachée est ouverte et que l'on met en place la canule, il peut se faire que des masses de *fausses membranes soient refoulées* par elle et obturent la trachée. Ceci se reconnaît à ce que la dyspnée augmente au lieu de disparaître, et qu'aucun jet de fausses membranes ou de mucus ne sort par la canule. Dans ce cas, retirez la canule, remettez en place la pince-écarteur, et avec une pince à dissection ou avec une plume d'oie, ou avec un petit écouvillon, essayez d'extraire ces fausses membranes. Malheureusement dans ces cas, ces membranes sont très adhérentes, dures et coriaces, elles ont la résistance d'une membrane organisée et ne se laissent que difficilement extraire.

Une fois la trachéotomie terminée, l'enfant en général s'endort pendant une heure ou deux, et à son réveil, une expectoration abondante de mucus ou de fausses membranes se fait à travers la canule. La canule interne doit être enlevée très souvent, et nettoyée, la canule externe reste en place. De temps à autre, si l'expectoration est difficile, il est utile d'introduire une plume d'oiseau dans la trachée à travers la canule, puis de la retirer, en lui faisant exécuter un mouvement de rotation autour de son axe. On ramène ainsi des fausses membranes et de notables quantités de mucus.

Si l'expectoration est nulle après la trachéotomie, le pronostic est grave, si elle ne s'établit pas après 24 heures, le pronostic est fatal, alors la trachée est desséchée, noirâtre, et l'haleine est fétide.

Les soins consécutifs, autres que les lavages fréquents de la canule interne, se réduisent à fort peu de chose ; de temps à autre, on soupoudrera le pourtour de la canule et la plaie d'iodoforme ; dans la chambre où se trouve le petit malade, on entretiendra une atmosphère tiède et humide de vapeurs d'eau boriquée. Le vase, où se trouve l'eau boriquée dégageant des vapeurs, sera placé tout près de l'enfant. La bouche sera lavée avec de l'eau au citron, et, s'il existe des fausses membranes dans le pharynx, elles seront détachées avec un tampon d'ouate imbibé d'un mélange d'eau phéniquée à 1 p. 100, auquel on aura ajouté deux grammes de pepsine amylacée et 4 grammes de chlorate de potasse ; c'est la solution dont je me sers en pareil cas.

L'action du sérum rend souvent ce déblayage inutile.

Enfin on donnera à l'enfant une nourriture stimulante, du lait, du bouillon, une potion de Todd, du champagne.

Accidents post-opératoires. Des accidents peuvent survenir après l'opération : une *hémorrhagie*, elle est généralement peu abondante et s'arrête spontanément. On couchera l'enfant sur le côté pour empêcher le sang de couler dans la trachée. Si l'hémorrhagie était appréciable, il faudrait soulever la canule suffisamment pour voir la plaie, en écarter les lèvres, placer une pince à forcipressure sur le vaisseau, et laisser la pince jusqu'au lendemain, cette manœuvre m'a deux fois réussi.

Si l'on ne découvre pas le vaisseau, on soulèvera la canule, et l'on introduira entre son pavillon et la trachée de la gaze iodoformée, puis on repoussera de nouveau la canule et l'on serrera un peu plus fort ses cordons. J'ai toujours vu le sang s'arrêter rapidement par cette pratique.

Le *phlegmon* du cou, autre complication, est rare, je l'ai toujours vu céder à des lavages antiseptiques de la plaie.

La mort lorsqu'elle survient est provoquée le plus souvent par l'extension de la diphtérie aux bronches ou bien encore à l'intoxication de l'organisme par le poison diphtéritique qui se traduit soit par des convulsions, soit par de l'asphyxie progressive, soit par un collapsus rapide.

Lorsque le cinquième jour est dépassé, le pronostic devient bon.

Le huitième jour, j'essaie d'enlever la canule si toutefois l'enfant n'expectore plus de débris de fausses membranes. Quelquefois il survient après l'ablation de la canule des accès de suffocation répétés qui nécessitent sa réapplication ; on attend 24 heures et l'on fait une nouvelle tentative.

Pour s'assurer que l'enfant après l'ablation de la canule respire par la glotte, on placera doucement, sans que l'enfant le remarque, une compresse boriquée sur l'orifice trachéal et l'on verra si la dyspnée se produit, si l'enfant continue à respirer, le courant d'air est rétabli par le larynx.

La plaie sera lavée deux ou trois fois par jour avec de l'eau boriquée tiède et saupoudrée d'iodoforme. Par dessus on placera une compresse phéniquée recouverte à l'extérieur de taffetas imperméable et suspendue au cou de l'enfant par une ganse comme une bavette ; cette compresse est changée 4 ou 5 fois par jour.

La plaie prend en moyenne 15 jours pour se fermer, il n'est pas rare de voir la guérison tarder un peu plus longtemps.

Après la trachéotomie survient quelquefois, très fréquemment dans certaines épidémies, une *paralysie du voile du palais*. Elle est due à une névrite diphtéritique, débute quelques jours après le commencement de la maladie, et se manifeste chez les enfants trachéotomisés par la sortie de parcelles alimentaires entre la canule et les lèvres de la plaie du cou, e' par des accès de suffocation.

Dès que cette paralysie est constatée, il faut *immédiatement supprimer toute alimentation liquide*. On essaie de nourrir l'enfant avec des panades, de la semoule très épaisse, des boulettes de viande hachée et agglutinée ; presque toujours ces aliments sont facilement avalés. — Si leur déglutition amenait également des accès de suffocation, on serait forcé d'alimenter par la sonde œsophagienne passée par la bouche ou par le nez, c'est ce que j'ai été obligé de faire pour deux de mes opérés. — Cette paralysie dure 15 jours à 3 semaines, puis tout rentro dans la normale.

Malgré l'étendue de la plaie, immédiatement après l'enlèvement de la canule, la cicatrisation se fait d'une façon parfaite, et la cicatrice quelques mois après est à peine visibl

Quelle est la proportion des succès et des insuccès que

donne la trachéotomie? Elle est très variable suivant les statistiques et suivant les épidémies.

La statistique des hôpitaux de Paris donne une guérison sur six opérations. — 1 sur 6.

La statistique de Baer, de Zurich, donne une guérison sur 3. — 1 sur 3.

Celle de Settegast, de Berlin, 1 sur 5 pour les enfants de 1 à 2 ans, et 1 sur 3 pour ceux de 3 à 4 ans.

Sur cinquante-deux opérations que nous avons pratiquées nous avons eu 18 survies, ce qui donne une guérison sur 2,6.

Il est à remarquer que toutes ces statistiques n'ont pas été sensiblement améliorées par l'emploi du sérum antidiphtéritique. Il est facile de le comprendre pour peu qu'on y réfléchisse.

Avant le sérum, les indications de la trachéotomie se résumaient de la façon suivante : Dès que l'enfant a de la dyspnée, dès qu'il existe du tirage même peu accentué, que la voix est altérée, il faut opérer.

Actuellement ces indications sont beaucoup trop formelles : On temporise et avec raison espérant en l'action du sérum, et ce n'est qu'à la dernière extrémité et sur des enfants profondément asphyxiques et intoxiqués que l'on opère.

L'âge a également une très grande influence sur la mortalité : Avant deux ans la plupart des enfants succombent après la trachéotomie, après trois ans la guérison est fréquente.

V. — Diphtérie et sérum.

L'observation de diphtérie traitée par le sérum que nous rapportons est intéressante par ce fait qu'elle présente toutes les complications possibles qu'occasionnent soit la diphtérie soit le sérum.

C'est une jeune fille de 17 ans qui fut atteinte le 5 mai 1896 de coryza et d'angine. La fièvre se déclara le lendemain, et le surlendemain des plaques blanches apparurent sur les amygdales et le voile du palais, La T. : 39, le P. : 120.

Quatre jours après le début de la maladie, les taches blanches avaient envahi la luette qu'elles entouraient d'une gaine grisâtre, d'un volume énorme. L'examen bactériologique pratiqué par mon excellent collègue G. Etienne nous montre des bacilles de Lœffler en abondance et quelques staphylocoques. — Donc diphtérie naso-pharyngienne.

Je m'abstins d'employer le sérum immédiatement, et cela malgré l'insistance des parents.

Mais le lendemain, cinquième jour de la maladie, la gaine membraneuse s'était étendue, la voix était éteinte et la toux rauque. Je fis une injection de 10 c. c. de sérum âgé de deux mois. — Douze heures après la luette était détergée, à la place des membranes apparurent des ulcérations atones.

Une deuxième et une troisième injection de 10 c. c. à vingt-quatre heures d'intervalle furent encore faites, les fausses membranes s'étant reproduites, en tout 30 c. c. Après la troisième injection, une bouillie jaunâtre, émulsion de fausses membranes. s'écoula par les narines. — A chaque injection la T. s'élevait de un demi à un degré.

Dès ce même jour dans la nuit, survint une hémorrhagie nasale de un litre, vers le matin l'hémorrhagie cessa, mais se reproduisit. — Je fis un tamponnement des fosses nasales qui resta en place six heures. Le tampon enlevé l'hémorrhagie reparut. Une irrigation nasale avec le broc et un mélange de solution d'acide salicylique et de perchlorure de fer l'arrêta. Ce mélange a une couleur bleu foncé et est très astringent.

Cette irrigation expulsa, des narines, des fausses membranes en abondance, et quelques débris sphacélés.

L'hémorrhagie se reproduisit peu abondante les jours suivants, les irrigations nasales furent continuées.

A cette même époque, le dixième jour de la maladie, cinq jours après la première injection, le *voile du palais fut paralysé*. La malade avalait de travers au début de chaque déglutition et toussait.

Le onzième jour de la maladie j'examinai les urines, il s'y trouvait des flots d'albumine ; avant les injections il n'y en avait pas trace. L'albumine persiste mais avec, de temps à autre, des mictions qui en sont indemnes jusqu'au dix-neuvième jour de la maladie. A ce moment la malade semble assez bien pour se lever.

Lorsque, ce même dix-neuvième jour, elle est prise de céphalée et de courbature, elle se couche, l'urine manque pendant vingt-quatre heures, après ce temps une miction de 300 grammes.

Le lendemain vingtième jour de la maladie, le treizième jour après la dernière injection, la T. : 40, P. : 120 ; en même temps douleurs et gonflement des articulations des genoux, des poignets, des coudes, de la colonne cervicale, des mâchoires, sur le corps éruption papuleuse discrète.

Toutes ces lésions étaient la conséquence du sérum, tel fut aussi l'avis de mon collègue M. Haushalter que j'avais prié de voir la malade.

Le lendemain, même état, mais les douleurs de nuque sont intenses (opistothonos) et les mâchoires en contracture, comme chez un tétanique, Ces lésions persistèrent en s'atténuant pendant cinq jours.

Pendant trois jours il n'y eut qu'une seule miction dans les vingt-quatre heures, de 300 à 500 grammes chacune.

Le traitement avait consisté en ventouses sur la région lombaire, enveloppement ouaté, et boisson diurétique.

A partir de ce moment la convalescence s'établit et la paralysie du voile du palais disparut. L'albumine persiste mais est intermittente.

Six semaines après le début de la maladie, fièvre, courbature, douleurs de gorge, diminution des urines et spasme du diaphragme (hoquet). Puis tout disparaît; mais à chaque début de déglutition il y a un ou deux hoquets.

Ainsi voilà une malade qui au cours d'une diphtérie naso-pharingienne fut prise :

1° D'hémorrhagies nasales graves;

2° De paralysie du voile du palais;

3° D'albuminurie;

4° D'éruption cutanée et de douleurs avec gonflement articulaire accompagné d'un état général alarmant;

5° D'anurie à peu près complète pendant trois jours;

6° D'un état spasmodique du diaphragme.

De ces complications, les unes sont franchement dues

au sérum, les éruptions, les phénomènes articulaires, l'anurie; d'autres, comme l'hémorrhagie nasale, semblent au moins avoir été favorisés par lui, en hâtant la chute des eschares. Quoi qu'il en soit, la conclusion à tirer de ce cas et d'autres analogues publiés est celle-ci :

1° Le sérum est un médicament dangereux, qu'il ne faut employer que si le diphtéritique est en danger par suite de l'extension rapide des plaques, ou par l'envahissement du larynx.

2° Le sérum fait fondre les fausses membranes, mais ne neutralise pas dans le sang la toxine diphtéritique puisque les paralysies du voile du palais, et même des paralysies bulbaires se produisent malgré son emploi.

3° Le sérum semble contre-indiqué chez des sujets ayant des lésions rénales.

4° Il ne faut pas employer de fortes doses, plus de 10 c. c. par injection, mêmes chez les adultes, puisque ces faibles doses suffisent pour provoquer des accidents graves.

CHAPITRE III

Rachis

SOMMAIRE : I. Du Spina bifida. — Résultats définitifs des interventions (avec 5 figures).

I. — Du Spina bifida. — Résultats définitifs des interventions.

On appelle spina bifida une fissure congénitale des arcs vertébraux à travers laquelle la moelle et ses enveloppes plus ou moins altérées, peuvent venir faire saillie. L'observation suivante en est un cas typique. Il s'agit d'un enfant de 11 mois, Camille C..., de Salonnes (Lorraine). Son père et sa mère sont bien portants, il a quatre frères et sœurs normalement constitués. Puis vient une sœur qui a de l'hypertrichose dans la région lombaire, donc un spina bifida occulte ; ensuite est venu un petit garçon né avec une énorme hydro-rachis dorso-lombaire qui mourut après peu de jours. Enfin notre petit malade. Cette succession de quatre enfants normaux, puis de trois enfants ayant tous des spina bifida est au moins curieuse.

Il existe dans la région lombaire une tumeur qui a

le volume d'un gros poing d'adulte comme le montre la photographie ci-jointe. Cette tumeur est arrondie, présente plusieurs lobulations et s'implante sur la fin de la colonne lombaire par un pédoncule ayant la dimen-

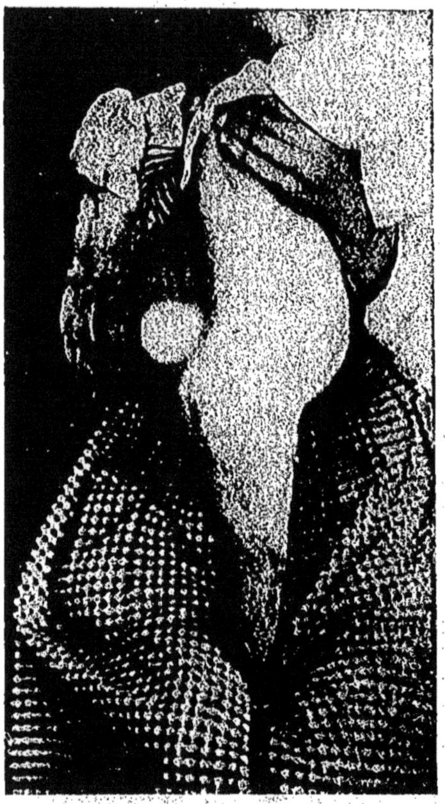

Fig. 4. — Spina bifida lombaire. — Camille Ch..., à 11 mois.

sion d'une pièce de deux francs. La peau qui l'entoure est épaisse et normale autour du pédicule, mais dans la zone culminante elle est mince, rougeâtre et d'aspect cicatriciel.

La mère nous dit qu'à la naissance la tumeur avait à

peu près le même volume, mais que les téguments qui l'entouraient paraissaient transparents.

Au palper la tumeur est fluctuante et partiellement réductible à la pression.

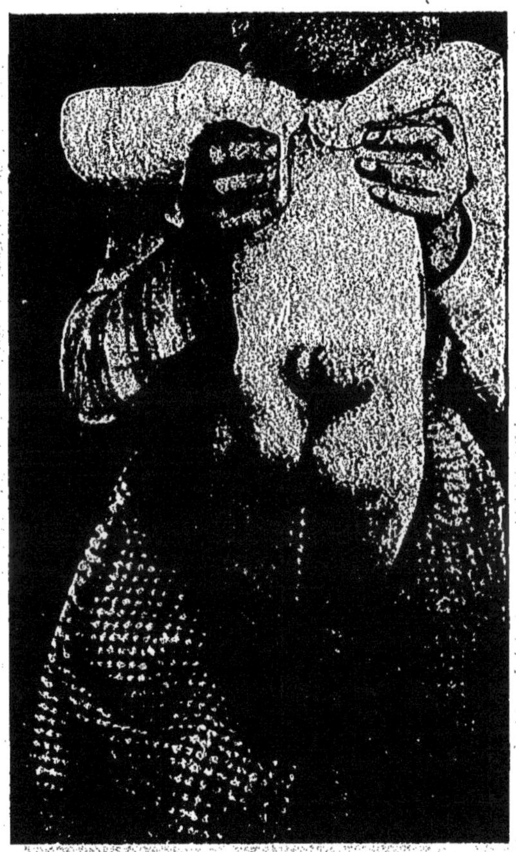

Fig. 5. — Spina bifida lombaire. — Camille Ch..., à 11 mois.

Quand l'enfant crie la tumeur se tend. En comprimant la tumeur avec les mains on la diminue de volume en même temps que l'enfant pousse des cris et fait des mouvements désordonnés, convulsifs avec la tête, les bras et les yeux.

En palpant le pédicule on constate que la fissure vertébrale comprend au moins deux arcs.

La tête de l'enfant est volumineuse, la fontanelle antérieure largement ouverte ; aucun phénomène de paralysie, ni des membres, ni de la vessie, ni du rectum. Ni anesthésie, ni troubles trophiques au niveau des membres inférieurs. La mère raconte cependant que dans les semaines qui suivirent la naissance de l'enfant les mouvements des jambes étaient paresseux. Actuellement ils sont d'une vivacité extrême.

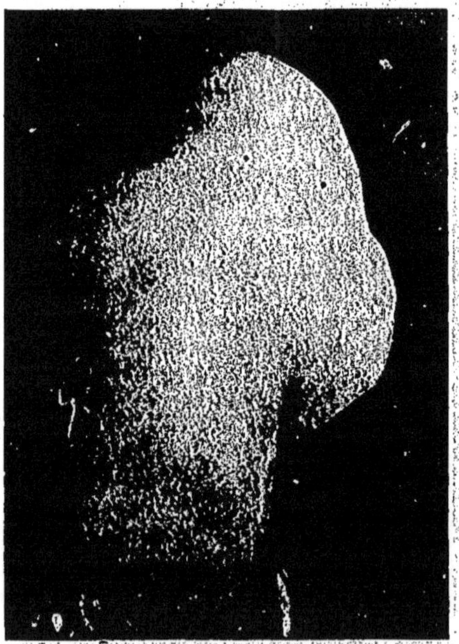

Fig. 6. — Spina bifida sacré, avec paralysie complète des membres inférieurs et des sphincters.

Les membres inférieurs n'ont pas toujours cette intégrité. Je vous citerai un cas que vous avez pu voir à ma consultation de l'hôpital civil et qui présentait un double pied bot talus avec paralysie complète des deux membres inférieurs.

Un autre cas encore chez une petite fille de deux ans d'ailleurs presque obèse dont les jambes étaient complètement paralysées, dont l'anus était béant comme une pièce de cinq francs et laissait passer avec l'aide des doigts des parents d'énormes scybales. Une incontinence d'urine continuelle avait produit chez elle des plaques ulcéreuses recouvertes d'une membrane blanchâtre sur les grandes lèvres et sur la partie interne des cuisses. (Ci-joint sa photographie).

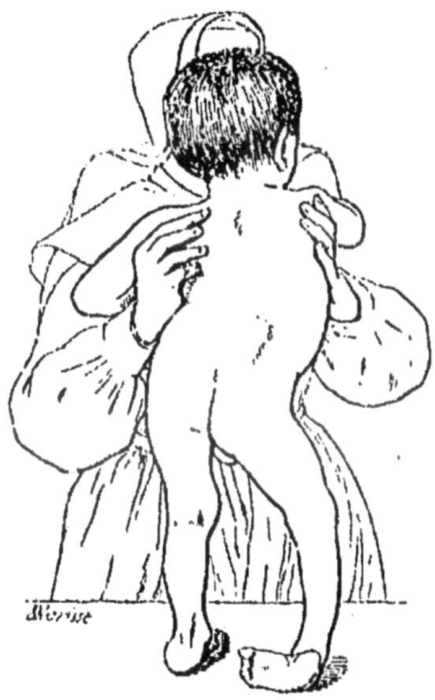

Fig. 7. — Hypertrichose lombaire et pied bot congénital.

La tête était énorme et l'intelligence presque nulle. La tumeur rachidienne occupait la région lombaire et la fesse droite. La peau qui la recouvrait était saine. Aucune intervention n'était légitime en pareil cas.

Dans l'observation compliquée de pied bot, l'opération était indiquée, mais ne fut pas acceptée par les parents.

Dans un autre cas dont nous donnons également ici la photographie, il existait de l'hypertrichose sur la région lombaire, en un point où le rachis était saillant et un pied bot.

Dans l'observation que nous relatons aujourd'hui au complet nous devions débarrasser cet enfant d'une tumeur gênante par son volume et dangereuse par suite des traumatismes auxquels elle était exposée.

Quelle pouvait être cette intervention ?

La ponction suivie d'injection de glycérine iodo-iodurée selon la formule de Morton a gardé pendant longtemps des partisans. Son promoteur lui aurait dû 35 guérisons sur 71 cas, et Tédenat, de Montpellier, il y a quelque temps, lui attribua un succès.

Je l'ai employée deux fois en 1890 sur deux enfants de quatre semaines et de trois mois mais sans aucun résultat. Dans les deux cas il fallut recourir à l'extirpation au bistouri.

C'est cette dernière, qui est la seule thérapeutique, rationnelle et efficace.

Nous avons pratiqué cette opération de la façon suivante :

L'enfant étant chloroformé la tumeur est circonscrite à sa base par deux incisions courbes, l'une au-dessus du pédicule, l'autre au-dessous et deux lambeaux sont taillés dans la direction de l'orifice vertébral jusqu'au niveau de deux petites saillies osseuses qui bordent l'entrée du canal rachidien. Je place un fil à ligature sur le pédicule. Aucun phénomène nerveux ne se produit. J'excise la tumeur au-dessus de la ligature. Celle-ci n'est pas suffisamment serrée et du liquide clair comme de l'eau de roche sort par saccades. Je le ferme par un fil de catgut ce qui le rend étanche. Enfin la peau est fermée par-dessus le pédicule, refoulé dans le canal. Pansement compressif.

Aucune réaction jusqu'au septième jour ; ce jour-là du liquide céphalo-rachidien en quantité inonde le pansement. A travers un des orifices des crins de florence qui suturent la peau, du liquide clair sort par saccades.

Nouveau pansement plus serré que le premier. Malgré cela le lendemain nouvelle inondation. Je fais sauter les points de suture et je ferme par une nouvelle ligature et par deux points de suture l'orifice rachidien ; notable hémorrhagie pendant cette intervention.

Le lendemain l'enfant avait 39°. La respiration est rapide, des spasmes nerveux apparaissent dans les membres et me font craindre une méningite spinale. Ces phénomènes graves disparaissent au bout de 24 heures ; ils reparurent encore deux fois dans les huit jours qui suivirent, mais toujours avec une très courte durée. Ils étaient chaque fois suivis d'écoulement d'un peu de liquide céphalo-rachidien à travers la plaie.

Le quinzième jour enfin après l'opération, la cicatrisation était complète et l'état général se releva rapidement.

Examen de la tumeur.

La tumeur est remplie d'un liquide clair qui présente les caractères du liquide céphalo-rachidien. Elle est composée de plusieurs lobes communiquant entre eux par des points rétrécis, la paroi interne est d'un blanc nacré avec des lacis vasculaires par place. On y remarque de nombreuses niches, sortes de valvules en nids d'hirondelles, en d'autres points on voit des tractus ressemblant aux piliers qui entourent les valvules du cœur. Ils forment par leur enchevêtrement une sorte de toile d'araignée tendue dans l'intérieur du kyste.

La tumeur est doublée partout de peau normale et de tissu cellulo-graisseux épaissi et densifié (par une tendance à la guérison spontanée), sauf au point culminant de la tumeur où la membrane propre du kyste semble seule exister.

Le pédicule laisse facilement passer les mors d'une pince à forcipressure.

Examen histologique.

M. Hoche, chef des travaux d'anatomie pathologique a bien voulu examiner microscopiquement la tumeur : « Les tractus qui traversent la tumeur et qui convergent vers l'orifice vertébral sont uniquement de nature conjonctivo-vasculaire, ils peuvent provenir de filets nerveux atrophiés, mais rien ne permet de l'affirmer actuellement : Il s'agit d'une méningocèle.

La guérison du spina-bifida peut se faire spontanément.

J'ai eu l'occasion d'observer un garçon de 22 ans dont j'ai présenté la photographie à la Société de médecine de Nancy et qui, atteint à sa naissance d'une tumeur grosse comme une forte noix rouge et fluctuante n'était plus qu'un bourrelet lipômateux vers sa dizième année ; il avait comme lésion concomittante une paralysie de la jambe droite et un pied bot valgus.

Faut-il toujours opérer et opérer de bonne heure les sujets atteints de spina-bifida ?

Nous ne le pensons pas. Il y a d'abord toute une catégorie d'enfants auxquels il ne convient pas de toucher, ce sont ceux qui ont une paralysie complète des membres inférieurs et du réservoir urinaire et de l'intestin. L'opération ne peut que hâter leur fin et elle est inutile.

Si les paralysies sont incomplètes ou peu prononcées on peut intervenir.

Il faudra encore savoir s'abstenir quand l'hydrocéphalie qui complique si souvent le spina-bifida est évidente. Son développement a souvent été beaucoup plus rapide après l'intervention.

Quand l'opération est indiquée il faut savoir attendre à moins qu'on ait la main forcée, l'intervention en effet peut être urgente lorsque la poche du spina-bifida menace de se rompre. Dans tous les autres cas la temporisation ne peut qu'être utile à l'enfant. D'abord il est plus fort pour supporter le choc opératoire, puis la nature en transformant en tissu scléreux et graisseux les enveloppes de la hernie rachidienne ou même son contenu, tend vers la guérison et facilite l'acte opératoire.

La temporisation nous paraît aussi favoriser les suppléances fonctionnelles des éléments nerveux herniés que l'acte opératoire détruit fatalement.

Que deviennent les enfants opérés dans leur jeune âge de spina-bifida ? Auguste Broca, lors d'une communication récente de de Rouville à la Société de chirurgie, disait qu'il ne fallait jamais se réjouir d'un succès opératoire, parce que tous les enfants guéris succombaient dans peu d'années à l'hydrocéphalie.

Nous avons pu revoir récemment un de nos trois opérés, celui dont nous avons rapporté longuement l'histoire ; il est âgé actuellement de six ans ; nous l'avons présenté à la Société de médecine au mois de juillet dernier et nous reproduisons ici sa photographie : il ne présente nulle trace d'hydrocéphalie, il est solide et vigoureux et d'une intelligence au-dessus de la moyenne.

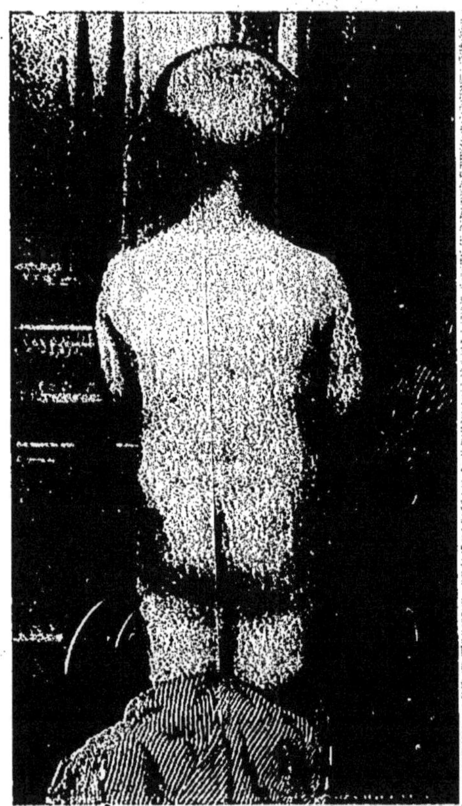

Fig. 8. — Spina bifida lombaire opéré. — Charles C..., à 6 ans. à 11 mois.

Sur une radiographie que nous avons prise de sa colonne lombaire, on voit nettement la déhiscence du cinquième arc lombaire et du premier arc sacré.

Sur 4 de nos opérés, deux n'ont pas été revus après l'opération qui les avait débarrassés de leur tumeur.

L'un a succombé à des accidents cérébraux. Le quatrième a définitivement guéri.

Broca (Congrès de chirurgie, 1894), sur dix opérations a perdu 3 malades par infection, deux sont devenus hydrocéphales et sont morts.

Quatre n'ont pas été revus ou étaient opérés depuis trop peu de temps pour permettre une conclusion ferme sur leur sort : l'un était guéri définitivement après 3 ans.

Larger, de Maisons-Laffite a présenté au Congrès de chirurgie, (en 1898) un enfant resté guéri après 3 ans.

Hildenbrand (archives de Langenbechk, 1893, p. 200) a pu avoir des nouvelles de dix enfants opérés par Kœnig, 5 n'étant guéris que depuis 1 an et demi à 6 mois, n'en tenons pas compte si vous voulez, mais 5 étaient opérés depuis 12 ans et 2 ans et demi ; ces enfants se portaient très bien, ils n'avaient aucun trouble moteur, ni du côté des membres, ni du côté de la vessie et du rectum, et nulle trace d'hydrocéphalie.

Des faits de ce genre montrent qu'une guérison définitive est possible après l'extirpation des spina-bifida, à condition que l'on restreigne les indications opératoires comme nous l'avons fait.

Si l'on ne tient pas compte de ces restrictions, les mécomptes sont nombreux et l'on est obligé de reconnaître avec le professeur Kirmisson que malgré l'antisepsie, malgré les progrès de la médecine opératoire, l'excision du spina-bifida n'a pas réalisé toutes les espérances qu'elle avait tout d'abord fait concevoir !

CHAPITRE IV

Abdomen.

SOMMAIRE : I. Fongus de l'ombilic et prolapsus du diverticule de Meckel à l'ombilic (avec 2 figures). — II. Cure radicale de la hernie inguinale chez le nourrisson. — III. De la hernie étranglée chez le nourrisson. — IV. Du mécanisme de l'étranglement herniaire. — V. Lésion de l'intestin par coups de pied de cheval chez un petit garçon. — Considérations sur le drainage pelvien. — VI. Occlusion intestinale par torsion de la totalité du mésentère autour de son pédicule chez un enfant de 3 ans.

I. — Fongus ombilical du nouveau-né et prolapsus ombilical du diverticule de Meckel.

Nous avons opéré récemment à l'hôpital civil de Nancy un enfant atteint d'un volumineux prolapsus du diverticule de Meckel. Cette lésion, relativement rare, d'une façon générale, présente un intérêt suffisant pour justifier la relation que nous allons en faire.

Il s'agit d'un petit garçon de 5 ans qui, dès la chute du cordon, présentait à l'ombilic une grosseur du volume d'une noisette, de couleur rouge, et laissant suinter un liquide clair, quelquefois légèrement sanguinolent. Sauf un peu d'érythème, cette tumeur n'avait jamais occasionné de troubles sérieux depuis 5 ans.

A l'examen, nous trouvons chez ce petit malade, dont l'état général est bon, une tumeur du volume d'une grosse noix siégeant au niveau de l'ombilic (fig. 9).

La tumeur est allongée dans le sens vertical parallèle à l'axe du corps, elle est ovoïde, la grosse extrémité

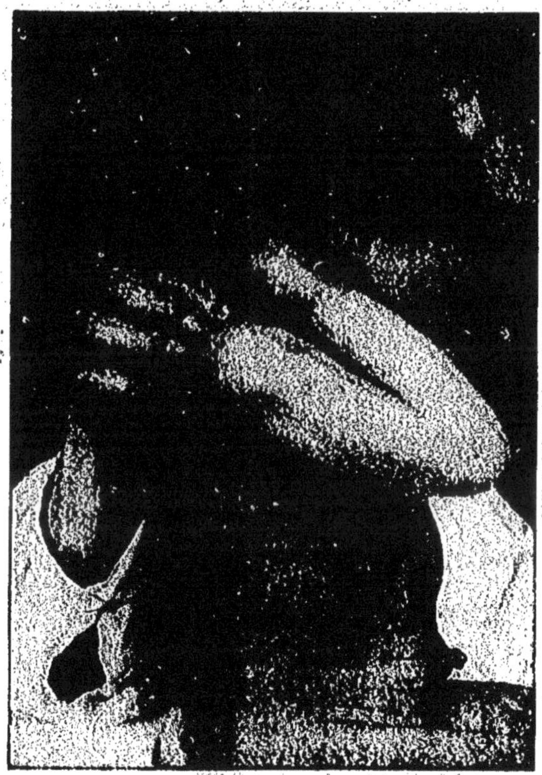

Fig. 9. — Prolapsus diverticule de Meckel (fongus intestinal).

regarde en haut et présente en son milieu une fistule déprimée d'où suinte un liquide clair, filant. La petite extrémité regarde vers en bas. Au milieu de la tumeur, du côté de l'abdomen, naît un pédicule de la largeur d'une pièce de cinquante centimes, long de 1/2 centimètre, et dont la base est enchâssée par la peau de l'ombilic légèrement violacée.

La tumeur elle-même a une couleur rouge vif, analogue à celle d'une muqueuse intestinale éversée. La consistance de la tumeur est molasse et l'attouchement visqueux.

La compresssion ne la fait pas diminuer, les efforts de l'enfant n'ont sur elle aucune action. En exerçant des tractions sur la grosseur, on sent que le pédicule se prolonge dans le ventre, directement en arrière.

Un stylet introduit par la fistule va butter contre l'extrémité inférieure de l'ovoïde.

En recourbant le stylet et en le dirigeant vers l'ombilic, on pénètre dans l'abdomen.

La comparaison classique de la tumeur avec un gros gland turgescent et entouré d'un prépuce rétracté à sa base est tout à fait exacte ici.

L'analyse du liquide qui suinte assez abondamment non seulement de la fistule, mais de la surface de la tumeur, pour que, en quelques instants, la sœur du service ait pu en recueillir 10 grammes, nous a valu de la part de notre collègue le docteur Guérin, chargé du laboratoire de chimie des cliniques, les renseignements suivants : « Liquide très albumineux, de réaction alcaline, ne donnant aucun précipité par l'acide lactique et aucune effervescence, ne possédant aucun pouvoir protéolytique et dépourvu de toute propriété saccharifiante. »

Si les caractères négatifs de ce liquide ne permettaient pas un diagnostic certain, l'examen clinique de la tumeur ne nous laissait guère de doute sur sa nature ; il s'agissait très probablement d'un prolapsus du diverticule de Meckel, dont le prolongement intrapéritonéal était considérablement atrophié. A aucun moment de l'existence déjà longue de l'enfant, un liquide ayant des caractères de liquide intestinal n'en avait coulé.

Il était utile de débarrasser le petit malade de cette infirmité dégoûtante et gênante.

Nous le fîmes par l'opération suivante :

Nous avons circonscrit par une incision en double parenthèse le pédicule de la tumeur à quelques millimètres de distance sur la peau ombilicale. En allant prudemment dans la profondeur, nous avons dégagé un

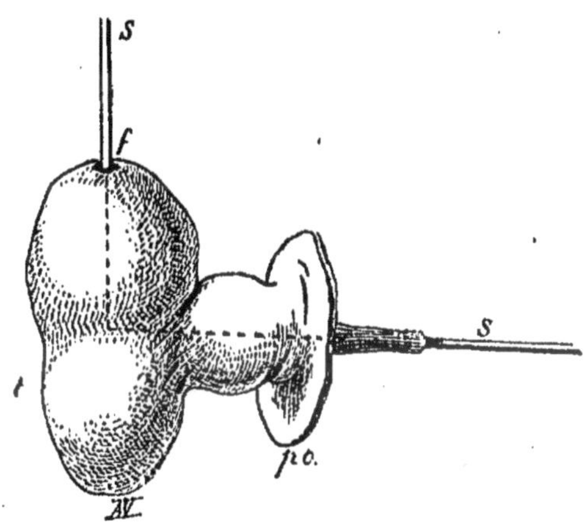

Fig. 10. — Fongus ombilical, la tumeur enlevée est traversée par un stylet coudé.

conduit dur, du volume d'une plume de corbeau, entouré de péritoine : nous avons attiré à l'extérieur ce conduit sur une longueur de 2 centimètres ; au delà apparaissait une paroi intestinale normale. A un 1/2 centimètre de son implantation sur l'intestin, nous avons lié le pédicule, nous l'avons sectionné, cautérisé sa lumière, d'ailleurs très fine, avec la pointe du thermocautère et refermé par-dessus, en l'invaginant, la paroi séreuse par trois points de catgut, comme nous le faisons par un appendice enlevé à froid, et refoulé le tout dans l'abdomen —

fermeture de la paroi par deux plans de suture, un plan péritoné-musculaire et un plan cutané — guérison normale, sauf une rougeole bénigne, le septième jour après ablation des fils.

La tumeur enlevée avait perdu sa couleur rouge vif et était devenue violacée : son plus grand diamètre mesure 4 centimètres, son épaisseur 2 centimètres (fig. 10).

L'examen histologique pratiqué par le docteur Hoche, chef du laboratoire d'anatomie pathologique, nous donna le résultat suivant :

« La tumeur est recouverte dans sa presque totalité de glandes intestinales. Le petit conduit qui traverse un des pôles de la tumeur est tapissé d'épithélium cylindrique et possède des villosités intestinales. »

Il n'y avait donc plus aucun doute sur la nature de la tumeur ; elle était le produit d'un prolapsus du diverticule de Meckel ainsi que l'examen clinique l'avait fait supposer et l'examen anatomique confirmé.

L'histoire de ces prolapsus du diverticule de Meckel est parfaitement connue actuellement, pour ce qui concerne leur pathogénie. — Leur étude clinique et opératoire a été faite par le professeur Kirmisson dans son *Traité des maladies chirurgicales d'origine congénitale*, p. 208., elle a été aussi faite par Broca, dont l'observation publiée dans les *Mémoires de la Société de Chirurgie* (1894) est typique ; les élèves de ces deux chirurgiens, R. Thébault, J. Bureau (Thèses Paris 1898) et Haie (1897) leur ont consacré de bonnes thèses.

Nous ne nous y arrêterons pas ; nous nous bornerons à confirmer que le seul traitement est l'omphalectomie et la suture du diverticule tout près de son insertion sur l'intestin, comme Broca et nous-même l'avons pratiqué.

Cette opération se fera, si rien ne presse, dès que l'enfant sera suffisamment résistant pour supporter cette intervention.

Elle est d'ailleurs bénigne, et très rapidement exécutée, si l'on s'en tient au manuel opératoire que nous avons suivi.

Le seul point sur lequel nous désirerions insister est la *classification de ces tumeurs congénitales* ou *fongus de l'ombilic* et les difficultés que présente le *diagnostic différentiel de leurs variétés*, difficultés que l'opération seule et l'examen histologique permettront quelquefois de trancher.

Nous avons déjà eu l'occasion de signaler cette difficulté dans un article de la *Gazette hebdomadaire de médecine et de chirurgie* (1).

En effet, les tumeurs que l'on rencontre à l'ombilic, chez le nouveau-né, après la chute du cordon, peuvent être de simples granulomes, des diverticules de Meckel prolabés, ou bien des portions éversées et plus ou moins perméables de l'ouraque. — Cette dernière variété, dont nous avons publié un exemple, est à peine signalée par les auteurs comme pouvant survenir rapidement après la naissance et en imposer pour un diverticule de Meckel (2).

Cependant le professeur Kirmisson (*loc. cit.*) parle d'un cas dans lequel, chez un enfant de 4 ans, il y avait, au niveau d'une fistule urinaire, une sorte de champignon rouge circonscrit par la peau. Guéniot, cité par Kirmisson, compare une production analogue à un gland, d'autres à une cerise ou à une crête de coq.

(1) Frœlich. — Contribution à l'étude du fongus ombilical du nouveau-né. *Gazette hebdomadaire de méd. et de chir.*, 1897, p. 738.

(2) Sauf dans l'excellent *Précis de chirurgie infantile*, de Piéchaud, où le fongus urinaire est signalé p. 376.

Dans tous les cas, la nature de la lésion n'a été reconnue que parce qu'il existait un écoulement de liquide dont l'examen montra qu'il s'agissait d'urine.

Dans notre observation de 1897, la tumeur avait le volume et l'aspect d'une petite cerise, et un liquide jaunâtre sans caractère y perlait. L'examen histologique seul prouva qu'il s'agissait d'un débris de l'ouraque. Nous sommes persuadé que ces cas sont assez fréquents.

Nous croyons qu'au point de vue clinique et didactique, il y aurait utilité à conserver l'appellation de *fongus de l'ombilic* pour toute tumeur rouge survenant après la chute du cordon, et de les diviser en :

1° Fongus bourgeonnant ou granulome ;

2° Fongus intestinal ou diverticulaire ;

3° Fongus urinaire, vestige de l'ouraque (1).

Ces deux dernières tumeurs peuvent communiquer virtuellement ou effectivement l'une avec l'intestin, l'autre avec la vessie.

La première variété de fongus est facile à reconnaître à cause de son volume toujours petit, de son aspect framboisé, et de la facilité avec laquelle elle saigne.

Les deux autres variétés ont un diagnostic différentiel aisé, quand leur volume et leur aspect est assez net et surtout quand un écoulement, soit de matières intestinales, soit d'urine, ne laisse aucun doute sur leur provenance.

A défaut de ce signe pathognomonique, en somme assez rare, l'examen histologique seul, qui dans un cas décèle un épithélium cylindrique et des glandes de Lie-

(1) Nous avons extirpé, dans le courant du mois d'août 1902, à l'hôpital civil de Nancy, un fongus du volume d'un haricot, que l'examen histologique montra également être un fongus urinaire. Il n'y avait aucun écoulement d'urine ; il s'agissait d'une petite fille de 16 mois.

berkühn, et dans l'autre un épithélium plat avec seulement des fibres musculaires lisses et pas de glandes, permettra de les distinguer.

La direction du pédicule de la tumeur, qui, dans le premier cas, se perd dans l'abdomen et dans le deuxième s'insinue dans la paroi, est trop difficile à préciser avant l'opération, pour avoir une grande valeur diagnostique.

Ajoutons à cette observation quelques mots sur une manifestation tardive de la persistance du diverticule de Meckel et de son adhérence à l'ombilic.

Dans le courant du mois de septembre 1904, pendant que nous remplacions le professeur Weiss dans son service, nous y avons reçu un jeune malade de 17 ans qui, depuis dix jours, avait une plaque indurée et douloureuse autour de l'ombilic. Nous pensions à un phlegmon de la paroi, mais l'ombilic gonfla sous forme d'une petite cerise de couleur rosée. Une petite ouverture se produisit à son sommet, il s'en écoula un peu de pus pendant quatre jours, puis une sérosité claire.

En même temps les bords de la fistule s'éversèrent et prirent l'aspect d'une petite framboise d'un fagus intestinal.

Ce même état persista jusqu'à la sortie du malade qui prétendait ne pas être suffisamment incommodé par sa fistule pour subir une opération.

Ce garçon présente en outre un hypospadias balanique.

Il est tout à fait exceptionnel de voir le prolapsus du diverticule de Meckel ne se produire que dans l'adolescence, sans qu'antérieurement rien d'anormal à l'ombilic fit soupçonner son adhérence.

II. — De la cure radicale des hernies inguinales chez le nourrisson.

Dans ces dix dernières années la cure radicale des hernies a été pratiquée chez un grand nombre d'enfants du premier âge, alors qu'avant cette période elle était rejetée même par les chirurgiens qui usaient et abusaient de cette intervention chez l'adulte. Chez le nourrisson il n'en est pas encore ainsi, et nous donnons ce nom à l'enfant de un à vingt-quatre mois; chez lui, les opérateurs ont été retenus par des considérations encore classiques jusqu'à ces derniers temps. Le nourrisson, disait-on, ne supporte pas facilement ni l'anesthésie générale, ni une perte de sang notable; enfin les plaies, surtout à la région inguinale, s'infectent fatalement, mouillées qu'elles sont par les urines et les matières fécales.

Les résultats opératoires ont montré ce que ces craintes avaient d'exagéré.

Les interventions sanglantes chez les enfants à la mamelle n'inspirent plus la même terreur, et la cure radicale des hernies inguinales est considérée par un grand nombre de chirurgiens comme une opération parfaitement légitime à cet âge.

Au Congrès de chirurgie de 1888, Lucas-Championnière, Segond se montrent favorables à l'intervention dans le bas âge, et cela d'une façon générale. Terrillon, Berger la repoussent.

Petersen, de Kiel (1), n'opère pas avant la troisième année.

Broca attend la troisième année pour opérer, sans autre indication que la présence de la hernie (2). Dans une publication plus récente d'une de ses élèves, Mlle Gordon, il abaisse d'un an cette limite d'âge. Il opère dès la deuxième année, mais aussi dans le cours des vingt-quatre premiers mois de la vie, quand la hernie croît rapidement et menace l'état général de l'enfant (50 cas de un à trois ans sans un seul décès). Phocas, de Lille (3), opère quand la hernie ne peut être contenue par un bandage (enfant de quatre mois).

O'Neill (4) opère toujours et à n'importe quel âge les enfants :

1° Lorsqu'ils sont pauvres, à cause de la cherté des bandages ;

2° Lorsque le bandage ne maintient pas la hernie ;

3° Lorsque l'enfant est destiné à travailler durement ;

Si nous examinons ces diverses appréciations, et si nous y ajoutons le résultat de notre propre expérience pour établir une ligne de conduite, nous formulerons les indications de la cure radicale des hernies chez le nourrisson en nous basant sur les deux considérations suivantes : 1° gravité de l'opération à cet âge ; 2° nombre de récidives après l'intervention.

La cure radicale sanglante chez le nourrisson ne semble pas être une opération grave. Sur plus de quatre-vingt-dix cas que nous avons rassemblés et qui se trouvent relatés dans la thèse de notre élève Blum (5), nous

(1) Cité par Schœnfeld, *Archiv für Kinderheilkunde*, 1895, p. 66.
(2) *Gaz. hebdomadaire*, 1891, n° 13.
(3) *Mercredi médical*, 1892.
(4) *Brit. med. journal*, 7 février 1891.
(5) Thèse de Nancy, 1897.

n'avons noté que quatre morts : l'une sans cause appréciable, les trois autres dues à l'infection du péritoine : ce qui nous donne une mortalité approximative de 4 pr 100. Ce chiffre même nous paraît encore devoir être abaissé.

Quant à la récidive, sur quatre-vingt-deux enfants de moins de deux ans, revus six mois ou un an après l'opération il n'y eut que cinq récidives, ce qui fournit un chiffre de 6 p. 100 de récidives, chiffre réellement peu élevé, si on le compare aux résultats donnés par les statistiques portant sur les adultes.

Faut-il, se basant sur cette mortalité peu élevée et sur ces récidives exceptionnelles, opérer dès les premiers mois de la naissance les enfants atteints de hernie, et les enfants pauvres sans exception, comme le veut O'Neill ? Nous ne le pensons pas. Il ne faut pas oublier que chez l'enfant la guérison s'obtient très fréquemment par le port d'un bandage. Les années les plus favorables à cette guérison spontanée sont précisément la première et la deuxième, tous les auteurs sont d'accord sur ce point. Broca rejette le bandage après la deuxième année ou au moins ne le considère plus comme pouvant amener la guérison. Celle-ci en effet devient exceptionnelle ; nous avons pu constater cependant des cas d'oblitération du canal inguinal dans le cours de la troisième et même de la quatrième année.

Quoi qu'il en soit, qu'il nous suffise de savoir que le nourrisson se trouve placé dans les conditions les plus favorables, au point de vue de l'âge, à cette cure radicale spontanée. Nous commencerons donc toujours le traitement par l'application du bandage.

Ce traitement devra être commencé dès les premiers

jours de la vie, comme pour le pied bot. L'appareil appliqué sera le bandage en caoutchouc à pelote insufflée. Il est facile à placer, facile à nettoyer, et il ne blesse pas ou peu. Lorsqu'il se montre insuffisant par suite de sa laxité et que les chairs de l'enfant seront devenues plus fermes, au bout de quelques mois, on le remplacera par le bandage français ou anglais, à ressort, à pelote pleine, garnie de caoutchouc, ce qui rend son lavage journalier facile.

Chez l'enfant appartenant à une classe sociale moyenne ou élevée, les résultats sont toujours bien supérieurs à ceux que l'on obtient dans la classe hospitalière. Le choix du bandage est fait avec plus de soin. Dès que la hernie est sortie, les parents la rentrent ou la font rentrer, les soins d'hygiène suivis empêchent l'érythème et les ulcérations de se produire ; dès que le bandage est usé, trop petit ou sali, on le remplace ; toutes les précautions indispensables pour faire produire au bandage son maximum de rendement.

Lorsque malgré ce traitement la hernie continue à grossir, ou qu'elle devient incoercible, la cure sanglante est formellement indiquée. A ce moment-là l'état général de l'enfant commence souvent à s'altérer par suite de troubles digestifs, et l'érythème et les ulcérations siégeant entre la tumeur et les cuisses le prédisposent à toutes les infections : et l'on comprend que l'on ait pu parler de *cachexie herniaire*... Chez deux de nos opérés nous avons pu voir l'état général se relever rapidement après l'opération ; les douleurs, le manque d'appétit, les troubles intestinaux cessèrent presque immédiatement.

Si l'enfant a dépassé deux ans, la guérison spontanée

devenant une rareté, l'indication de la cure sanglante se posera également.

Une fois l'indication de la cure radicale sanglante nettement posée, nous devons nous demander quelle sera la technique opératoire la plus appropriée aux premiers mois de la vie.

Avant de répondre à cette question, il est nécessaire de se rappeler les dispositions anatomiques spéciales du canal inguinal et de la hernie chez le nourrisson et le procédé qu'emploie la nature lorsqu'elle se charge elle-même de la guérison. Karewski (*Lehrbuch der chirurgischen Krankheiten des Kindes*, 1895) dit, et avec raison, que chez le petit enfant on ne rencontre presque jamais un sac herniaire résistant, mais une membrane mince comme de la toile d'araignée et très friable. Elle est adhérente au cordon, dont les éléments sont disséminés à sa surface, et elle se déchire à la moindre traction.

Nous ajouterons que l'anneau herniaire est généralement étroit, quel que soit le volume de la hernie ; que ses bords sont composés de tissus jeunes, rétractiles, proliférant facilement, ce qui explique la tendance spontanée à la fermeture de l'anneau herniaire dès que l'intestin est maintenu réduit. — Enfin le péritoine du collet a conservé sa tendance à l'accolement qui amène normalement son oblitération.

Nous basant sur ces réflexions relatives à l'état anatomique des parties *chez le nourrisson* et au processus normal de guérison, nous avons pensé qu'il était *inutile dans la cure radicale d'isoler complètement le sac et de l'extirper*.

Réunir les bords de l'anneau herniaire par la suture

des piliers, qui, chez le nourrisson, étant donnée la direction antéro-postérieur du canal inguinal et le peu d'épaisseur de la paroi elle-même est facile, et deuxièmement oblitérer le collet du sac par suture également ou par ligature, nous a semblé imiter le plus parfaitement le processus spontané de la guérison des hernies chez le tout jeune enfant.

Aussi l'opération, telle que nous l'avons exécutée chez 12 enfants de moins de deux ans, à l'hôpital civil de Nancy, et avec des résultats tout à fait satisfaisants, se compose des temps suivants :

1° Incision de 5 centimètres au niveau de l'orifice inguinal ;

2° Isolement du collet du sac après réduction du contenu de la hernie, mais sans ouvrir le sac. Le collet isolé est saisi dans une pince à forcipressure et attiré à l'extérieure par un aide ;

3° Suture de la paroi abdominale (des piliers) l'index gauche placé dans l'anneau pour guider les fils et protéger le cordon que l'on sent nettement sur la paroi inférieure de l'anneau ;

4° Oblitération du collet péritonéal par un dernier fil qui passe à la fois dans les piliers et à travers le collet péritonéal ou par une ligature. — Pas de drainage. — Enfin section du collet du sac.

Trois à quatre fils sont généralement nécessaires. Nous avons exécuté cette intervention treize fois chez 12 enfants de dix mois à vingt-quatre mois, et nous avons pu juger de ses avantages. Elle est d'une exécution rapide, dix minutes ou un quart d'heure, pansement compris, et très peu offensive.

Loisque, exceptionnellement, le sac est épais, la ligature du collet nous a paru préférable à la suture. Dans ces mêmes cas nous faisons également des incisions dans le sac. Ces incisions permettent au liquide qui presque toujours distend le sac après l'opération de se répandre dans le tissu cellulaire des bourses, où il est rapidement résorbé. Lorsque, ce qui est la règle générale, le sac est mince, cette précaution est inutile ; la résorption est précoce.

III. — De la hernie étranglée chez le nourrisson.

La hernie étranglée chez l'enfant en bas-âge est beaucoup plus rare que chez l'adulte. La proportion varie suivant les statistiques de 1 cas chez l'enfant pour 100 à 150 cas chez l'adulte. Cette rareté relative de l'étranglement est même une des causes pour lesquelles cet accident est souvent méconnu chez le nourrisson, les vomissements et le ballonnement du ventre étant attribués à toute autre cause et les orifices herniaires n'étant jamais inspectés.

Il faut savoir que l'étranglement peut être le premier symptôme que donne une hernie chez l'enfant et qu'il peut se produire dès les premiers jours qui suivent la naissance. On l'a observé chez les enfants de 2, 8 et 15 jours.

Dans une statistique faite par notre élève le docteur Goleff dans sa thèse, on remarque, chose curieuse, que le premier mois après la naissance est celui où se produit le maximum de cas d'étranglements, puis vient un nouveau maximum à 9 mois, puis la fréquence de cette lésion prend une moyenne sans oscillation notable jusqu'après la deuxième année.

Cette statistique montre également que les hernies étranglées de la première année comprennent les 3/4 de toutes les hernies du premier âge.

L'étranglement herniaire se rencontre presque exclusivement chez le petit garçon dans 98 % des cas.

La hernie est presque toujours inguinale; la hernie crurale étant exceptionnelle chez l'enfant et la hernie ombilicale ne s'étranglant presque jamais chez lui.

Il semblerait que la hernie inguinale chez le petit garçon s'étrangle plus facilement que chez la petite fille; car la proportion des hernies inguinales chez le garçon par rapport à la petite fille est environ comme 10 est à 1, ce qui est bien supérieur au pourcentage de l'étranglement chez la petite fille.

Nous avons eu à soigner à l'hôpital civil de Nancy 6 cas de hernies étranglées chez de tous jeunes enfants, 5 chez des garçons et 1 chez une fille.

Par le taxis, il nous a été facile de réduire 4 cas dont l'un chez la petite fille: les deux autres cas durent être opérés.

La symptomatologie de la hernie étranglée chez le tout jeune enfant est à peu près la même que chez l'adulte.

Souvent le premier signe n'est pas l'irréductibilité de la tumeur qui passe inaperçue, mais bien le vomissement; surtout chez les enfants à petites hernies ou chez ceux qui sont encore emmaillottés ou que leur jeune âge empêche d'attirer l'attention sur le siège des douleurs qu'ils peuvent éprouver.

Lorsque la tumeur ne descend pas jusqu'au fond des bourses, la peau qui la recouvre paraît normale; il n'en est pas ainsi, même pour les petites hernies, lorsqu'elles distendent les bourses celles-ci prennent rapidement une coloration rouge violacée presque phlegmoneuse et cela déjà 15 ou 24 heures après le début des accidents.

Le diagnostic de hernie étranglée chez le petit enfant est généralement facile; il suffit d'y penser en présence des vomissements et de l'agitation du petit malade.

L'examen attentif des canaux inguinaux et du scrotum permettra de découvrir la petite tumeur tendue et douloureuse qui est la cause de ces phénomènes.

Malgré cela nous avons vu amener à la clinique des enfants qui avaient tout d'abord été considérés comme ayant une affection médicale.

Il est vrai que l'inverse s'est aussi produit et tout récemment on nous a adressé comme étant atteint d'un étranglement herniaire un petit garçon qui portait un kyste du cordon allongé, dont le prolongement entrait dans le canal inguinal. Il avait quelques troubles digestifs dont son kyste était innocent.

Voici les deux observations dans lesquelles nous avons dû faire la kélotomie.

1er cas. — Un petit garçon est amené à l'hôpital civil le 5 août 1898, par son médecin, notre collègue le docteur Zilgien. La hernie était étranglée depuis la veille au soir.

C'était une hernie inguinale droite, du volume d'un œuf de poule ; le pédicule se prolonge loin dans le ventre. La hernie n'avait pas été aperçue avant cet accident. En ville fut faite une tentative de taxis sans résultats.

Symptômes. — Tumeur tendue, très douloureuse, sonore à la percussion, ballonnement du ventre, absence de selles et de gaz ; vomissement.

Opération. — Chloroforme ; incision sur la tumeur ; un peu de liquide herniaire ; deux anses d'intestin grêle superposées sont étranglées ; l'une d'elles est peu modifiée, l'autre — celle de dessous — est fortement livide. L'étranglement est très serré, il existe deux anneaux avec une petite distance entre les deux ; le débridement dut être très étendu et empiéter sur la paroi abdomniale pour permettre la réduction. Suture de la paroi abdominale et du trajet herniaire (peau et péritoine en un seul plan avec l'aiguille de Reverdin et le crin de Florence); guérison. L'enfant a été revu tout récemment par M. le docteur Zilgien; la hernie ne s'était pas reproduite.

2e cas. — Petit garçon de 7 mois, envoyé par le docteur Specker à l'hôpital civil. Cet enfant a une hernie inguinale droite depuis sa naissance. Déjà deux fois la hernie est devenue irréductible, mais le taxis l'a fait rentrer. Depuis avant-hier, la hernie est de nouveau irréductible, le taxis a été pratiqué inutilement; 3 ou 4 vomissements par jour; ni selles, ni gaz.

État actuel. — Enfant malingre, le ventre est énorme, le teint plombé, les yeux excavés, la tumeur a le volume d'un petit œuf de poule, sonore à la percussion; le pouls est petit, les extrémités froides.

Opération sans chloroforme; pas de liquide herniaire; débridement; l'intestin est passable; suture des piliers. Immédiatement après l'opération, selles abondantes; guérison. L'enfant était revu 8 mois après; la hernie s'était reproduite (port d'un bandage).

Le contenu de la hernie inguinale chez l'enfant n'est presque jamais de l'épiploon, très court à cet âge. Le plus souvent c'est une anse d'intestin grêle, quelquefois à droite le cæcum et l'appendice.

Dans une opération de hernie étranglée chez une petite fille de 1 an 1/2 faite par le professeur Weiss, à qui nous servions d'aide, nous avons rencontré l'ovaire et la trompe. Leur réduction étant impossible, elles furent liées et excisées. La guérison se fit sans encombre.

Le traitement de la hernie étranglée chez le nourrisson doit toujours être tout d'abord le taxis, fait naturellement avec prudence et douceur. Ce taxis réussira très souvent. La hernie une fois réduite sera maintenue par un bandage à pelote en caoutchouc insufflé ou un petit bandage à ressort suivant la corpulence de l'enfant. Si l'enfant a trois ans et que la hernie est étranglée depuis peu, le traitement de choix sera la kélotomie que l'on fera suivre immédiatement de la cure radicale.

L'incision, faite au collet pour le débridement, ne permettra pas souvent de faire la ligature du sac à l'anneau inguinal. Il faudra remplacer la ligature par la suture qui ne présente pas plus de difficulté. Nous l'employons volontiers chez l'enfant très jeune, comme nous l'avons exposé précédemment.

La fermeture de la paroi abdominale au niveau du canal est facile chez l'enfant. Trois ou quatre points de suture prenant toute l'épaisseur des tissus musculaires et aponévrotiques y suffisent. Lorsque l'étranglement herniaire date de plus de 24 heures, et que l'enfant est très déprimé, il est préférable de se borner au taxis ou à la kélotomie et de remettre la cure radicale à une époque où l'état général de l'enfant sera meilleur.

Le pronostic de l'étranglement herniaire chez le jeune enfant est favorable, pour peu que le traitement soit institué dès les premiers 24 ou 48 heures.

Nous n'avons jamais vu succomber d'enfant à cette lésion, soit qu'ils aient été traités par le taxis ou par la herniotomie suivie ou non de la cure radicale.

IV. — Du mécanisme de l'étranglement herniaire.

« Les hernies s'étranglent presque toujours à l'occasion d'un effort qui les fait sortir et brusquement augmenter de volume » (1). C'est de cette forme d'étranglement survenant brusquement que nous allons exclusivement nous occuper : elle constitue, en effet, l'immense majorité des cas, et il ne nous semble pas démontré d'une façon indiscutable que les étranglements s'installant insidieusement et progressivement puissent être rangés réellement dans la même catégorie de lésions que l'étranglement brusque.

L'étranglement herniaire est défini, et avec raison, dans tous les ouvrages classiques : la constriction d'une anse intestinale dans un trajet herniaire, constriction qui arrête le passage des matières, entrave la circulation et menace, si elle persiste, de se terminer par gangrène de l'anse herniée. Il est non moins avéré et universellement reconnu que les symptômes qui constituent l'étranglement sont provoqués par deux sortes de phénomènes bien distincts : des phénomènes mécaniques, d'une part, les premiers en date, et des phénomènes physiologiques et pathologiques de l'autre, qui surviennent secondairement. Ces derniers sont bien connus, ce sont les modifications anatomiques que subit l'anse enserrée : le gonflement œdémateux de ses parois par suite de la gêne de la circulation, la transsudation

(1) Berger. — In Duplay et Reclus, t. VI, p. 590.

séreuse et surtout gazeuse, cette dernière gonflant l'anse jusqu'à son maximum de dilatabilité. Cette transsudation gazeuse se produit très rapidement, elle a été bien étudiée par Bronislaw (1), de Dorpat, dont les expériences sont d'ailleurs peu connues en France. Cet auteur, expérimentant sur des chiens, a ouvert l'abdomen, sorti une anse d'intestin, l'a vidée par pression, puis séparée par ligature du reste de l'intestin, enfin réduit l'anse et fermé l'abdomen. En sacrifiant ces animaux après quelques heures, il trouva les anses ainsi distraites par ligature de la circulation intestinale, remplies de gaz et d'un peu de liquide. Après la transsudation séreuse et gazeuse, la diminution de vitalité, enfin la mortification.

Tous ces processus anatomiques ou physiologiques qui constituent les phénomènes secondaires de l'étranglement, ne soulèvent plus guère de contestation, tout le monde les admet, et toutes les descriptions qui en ont été faites se ressemblent.

Il n'en est pas de même des phénomènes mécaniques des faits primordiaux cependant qui représentent la partie indispensable et essentielle de l'étranglement. Si l'on parcourt les auteurs, on les voit relater une série d'expériences, de faits, d'hypothèses, et sans se rallier à aucune d'elles, conclure qu'une partie de la vérité doit se trouver dans chacune de ces théories, et que chacune peut répondre à un certain nombre de cas. L'esprit est loin d'être satisfait d'une pareille conclusion. L'étranglement herniaire est constant dans sa manifestation clinique et anatomique, son mécanisme doit être unique et simple.

(1) Rosb. — Ueber Brüchschnitt (*Deutsche Zeitsch. für Chirurgie*, Bd XXXV, Hft. 1 et 2, p. 6).

L'expérience si célèbre de O'Beirn ne s'appliquerait, en admettant même que les conclusions que l'on croit pouvoir en tirer fussent exactes, qu'à un petit nombre de faits, car elle suppose l'anse déjà sortie au moment où l'étranglement se produit, ce qui n'est pas dans la plupart des cas où la hernie s'étrangle au moment même où elle sort sous l'influence d'un effort.

L'étranglement par vive arête de Scarpa et de Chassaignac a besoin, pour être réalisé, d'une pression venue du dehors, extérieure au sac herniaire, qui coude le pédicule de l'anse, autrement cette expression d'étranglement par vive arête n'a aucun sens.

L'étranglement par suite d'obstruction de la lumière des extrémités de l'anse par invagination de la couche qui porte les valvules connivantes dans le feuillet musculaire et séreux de l'intestin (théorie émise par Rose et Kocher), ne repose que sur une hypothèse gratuite.

La compression du bout inférieur de l'anse herniée par le bout supérieur (Lossen) et la fermeture, à son tour, de ce bout supérieur par l'interposition consécutive du mésentère qui agirait comme un coin, selon Lossen, ou bien qui, entré en se déployant comme un éventail dans le sac herniaire, essaierait d'en sortir en se plissant (c'est-à-dire en s'épaississant), suivant l'opinion Berger, ne constitue encore que l'énoncé d'une théorie; il ne s'agit là que d'une simple vue de l'esprit, encore manque-t-elle de clarté.

L'explication du mécanisme de l'étranglement herniaire que nous croyons pouvoir donner a pour point de départ des faits matériels qu'il est possible, sinon facile, de vérifier chaque fois que l'on aura l'occasion d'opérer un cas de hernie étranglée. Ces faits, nous ne sommes pas les premiers à les avoir constatés, d'autres auteurs, et des auteurs anciens les avaient signalés, mais d'une façon tout à fait accessoire ; au contraire, nous croyons pouvoir prouver leur fréquence extrême, leur constance même, et démontrer, en nous basant sur des observations cliniques et des constatations anatomiques, la cause de cette constance.

Ces observations cliniques et anatomiques se trouvent exposées, en détail, dans un travail que nous avons publié dans la *Gazette hebdomadaire de médecine et de chirurgie* (Décembre 1893) : Ces études nous permettent d'affirmer que le trajet herniaire est un véritable canal (ce fait Gosselin l'a mis en lumière dans ses cliniques de la Charité et il semble admis), mais de plus que ce canal n'est pas constitué par une paroi lisse, mais bien par une paroi qui présente de nombreuses saillies semilunaires et hélicoïdales, dont l'ensemble forme une figure qui peut être comparée à une hélice plus ou moins parfaite. Il s'agit, en un mot, d'un canal rayé.

Ceci étant admis, nous croyons être en possession des éléments nécessaires pour donner du mécanisme de l'étranglement herniaire une explication rationnelle.

Les deux faits matériels sur lesquels nous nous basons sont :

1° La constance du croisement des pédicules de l'anse herniée. Il est nécessaire quelquefois, pour trouver cet entre-croisement, de le rechercher avec soin. Il ne saute pas aux yeux, il faut suivre jusqu'à l'orifice herniaire les deux bouts de l'intestin, et encore alors l'entre-croisement peut paraître ne pas exister, comme dans un des cas que nous avons rapportés (observation III) et ce ne sera qu'après le débridement, lorsque l'on aura attiré le pédicule pour inspecter le sillon, que l'entre-croisement apparaîtra.

2° L'existence d'un trajet herniaire à parois rayées de saillies hélicoïdales plus ou moins régulières.

Ces deux points étant prouvés, comment l'étranglement se produit-il ? A la suite d'un effort, l'intestin est soumis à une pression considérable ; la force qui agit sur chaque anse en particulier, est, comme l'a démontré Willy Sachs (1), la somme de la pression du contenu intestinal et des pressions exercées par le diaphragme d'une part, et la paroi abdominale d'autre part. Cette force a pour effet de chasser l'intestin hors de la cavité péritonéale ; l'anse la plus rapprochée de l'orifice herniaire s'y précipite avec violence en distendant légèrement l'anneau ; mais rencontrant un canal, un tube si l'on préfère, qui présente des saillies hélicoïdales, elle obéit à la loi mécanique qui veut que tout corps animé d'une certaine vitesse, et traversant un tube dont les parois sont rayées même irrégulièrement, prenne un mouvement de rotation autour de son axe. L'anse intestinale tournant autour de son axe, aura nécessairement, après avoir traversé le trajet herniaire, ses deux bouts croisés. Ainsi se trouve démontrée la raison pour laquelle le croisement existe.

Cette explication, qui nous semble assez vraisemblable, n'a pas encore, croyons-nous, été donnée ; le croisement des bouts de l'anse avait été constaté, mais sa raison d'être n'avait pas encore été établie.

Le croisement des extrémités de l'anse fait comprendre comment le contenu de l'anse herniée est séparé immédiatement du contenu du reste de l'intestin.

L'intestin resté dans l'abdomen exerce des tractions sur l'anse herniée par les mouvements péristaltiques et

(1) Willy Sachs. — Versuch einen Darmwandbrüch zu erzeuchen. *Centralblatt für Chirurgie*, 1890, n° 39.

antipéristaltiques dont il est animé. Par ces tractions, le contenu gazeux de la hernie est de plus en plus comprimé, l'enclavement devient de plus en plus fort, et l'anse herniée s'étale en champignon sur les bords de l'anneau herniaire le plus rigide, et donne l'aspect de l'étranglement par vive arête. C'est alors seulement que surviennent les phénomènes secondaires de l'étranglement, la stase sanguine, l'exsudation gazeuse et séreuse, les modifications de la vitalité de l'anse herniée, qui peuvent amener la gangrène, en un mot, les phénomènes physiologiques et pathologiques de l'étranglement, phénomènes sur lesquels nous n'avons pas à insister.

V. — Lésions de l'intestin par coup de pied de cheval chez un petit garçon. — Considérations sur le drainage pelvien.

Notre étude se compose de deux parties. Dans la première nous relatons une observation de perforation de l'intestin par coup de pied de cheval. Nous pratiquâmes la laparotomie et la suture de l'intestin 3 jours pleins après l'accident. L'opéré succomba au bout de 3 semaines, à la septicémie. Une collection pyo-stercorale s'était développée dans le petit bassin, sur les côtés du rectum. Cette poche existait déjà au moment de l'opération, elle contenait une partie de l'épanchement stercoral ; malgré un drainage de Mickulicz elle se vidait incomplètement ; de là les accidents de septicémie qui enlevèrent le malade. C'est pour des cas analogues que nous proposons et que nous avons étudié une intervention nouvelle, le *drainage pelvien chez les sujets du sexe masculin*. L'exposé du manuel opératoire et des indications de cette opération constituera la deuxième partie de cette étude.

Observation. — Un petit garçon de 12 ans reçoit, le 9 mars 1894, un coup de pied de cheval dans le ventre. — Chute et état comateux pendant deux heures, puis ballonnement du ventre et vomissement.

Le lendemain un médecin prescrit une application de sangsues sur l'abdomen ; les vomissements avaient cessé ; urines sanguinolentes, et selles teintées de sang.

Le 11 mars, même état.

Le 12 mars, la péritonite se déclare franchement, vomissements verts, ballonnement du ventre, douleurs intenses, température à 40°.

C'est alors seulement, trois jours entiers après le traumatisme, que l'enfant est transporté à l'hôpital civil dans le service de M. le professeur Heydenreich, où nous le voyons.

Etat actuel. — Enfant chétif, facies péritonéal, yeux excavés. Température à 40°, pouls filiforme à 120, ventre modérément ballonné. Douleurs à la pression généralisées à tout l'abdomen ; mais plus vives et plus intenses en un point bien localisé, toujours le même, et situé au milieu d'une ligne allant de l'ombilic à l'épine iliaque antéro-supérieure ; vomissements verts ; extrémités froides. Depuis le 10, plus de selles ni de gaz.

Le diagnostic était évident : il s'agissait d'une péritonite par perforation ; le diagnostic du siège de la perforation était probable également ; elle devait siéger en arrière du point qui présentait à la pression cette douleur intense, si vive.

Opération. — Immédiatement, nous nous décidons à faire la laparotomie et à rechercher la lésion intestinale.

Incision sur la ligne médiane depuis le pubis jusqu'à une hauteur de 10 centimètres. Dès que le péritoine est ouvert il s'en écoule une grande quantité de matières fécales et de gaz. Dès que l'écoulement eut diminué, il me fut facile de voir les intestins refoulés et agglutinés dans la profondeur, sauf vers la partie supérieure de mon incision où la grande cavité, séreuse, encore relativement saine, était ouverte.

Les matières fécales arrivaient à flot du côté droit du

ventre, par un trajet limité en avant par le péritoine pariétal, en arrière par les anses intestinales agglutinées et refoulées. Pour découvrir l'anse perforée sans rompre les adhérences des autres anses, je fis une incision transversale de la paroi abdominale, parallèlement au trajet suivi par les matières fécales. L'ensemble de l'incision pariétale avait donc la forme d'un T renversé.

Après avoir ouvert ainsi largement l'abdomen, je pus voir que la poche stercorale avait une forme générale en fer à cheval avec deux renflements aux extrémités libres du fer : une des branches du fer se trouvait située immédiatement en arrière de la paroi abdominale, limitée en avant par le péritoine pariétal, en arrière par les anses intestinales agglutinées.

L'autre branche de fer à cheval était parallèle à la première, mais située dans le petit bassin, elle formait là une cavité limitée en arrière par la concavité du sacrum et le rectum, en avant par les anses intestinales agglutinées et refoulées. Enfin les deux cavités communiquaient par un trajet (la partie courbe du fer à cheval) situé sur les parties latérales droites de l'abdomen et limité latéralement par les parois pelviennes, en dedans par les anses intestinales agglutinées. Il y avait en somme deux épanchements stercoraux, un dans le petit bassin, l'autre en arrière de la paroi abdominale antérieure, les deux communiquant largement par un trajet situé sur le côté droit de l'abdomen.

Le point rupturé de l'instestin se voyait nettement : il était situé au niveau du trajet qui faisait communiquer les deux épanchements, en un endroit placé exactement en arrière du maximum de la douleur à la pression de la paroi.

Je mis une pince à forcipressure sur la perforation

intestinale, puis je détergeai à l'eau bouillie les cavités de l'épanchement stercoral. Quand cette désinfection fut terminée, je fermai la perforation par 5 points de Lembert. La paroi était friable, et à côté du point que je suturai se trouvait une ecchymose de la largeur d'une pièce de 50 centimes.

Des lanières de gaze iodoformée furent placées dans la cavité stercorale pelvienne, dans la poche superficielle et dans le trajet qui les faisait communiquer. Je ramenai l'anse suturée derrière la paroi abdominale et je l'y fixai. Enfin je fermai les incisions de la paroi, gardant un orifice pour le passage des lanières de gaze iodoformée.

L'opération avait duré 40 minutes.

Après l'opération l'enfant est excessivement faible ; injections de caféine. Les vomissements ne se reproduisirent plus ; la température le lendemain était tombée à 38°4 ; le surlendemain à 37°5. La péritonite était enrayée.

Le quatrième jour après l'intervention, pansement, enlèvement des lanières iodoformées. Une perforation nouvelle s'était produite à côté du point ecchymotique signalé précédemment ; une certaine quantité de matières intestinales liquides avait fusé le long de la gaze iodoformée jusque dans la poche pelvienne. Cette poche se vidait lorsque l'opéré se couchait sur le côté gauche. Cette position lui fut imposée. Dans les jours qui suivirent et malgré la fistule stercorale, il y eut des selles par l'anus.

Mais à partir du dixième jour après l'opération, l'état général qui s'était relevé, redescendit. La température montra des oscillations de 37,6 à 39 le soir ; l'alimentation devint insuffisante. Des phénomènes pulmonaires apparurent. L'enfant était en pleine septicémie ; il succomba vingt et un jours après l'opération.

A l'autopsie, je trouvai l'abdomen dans l'état dans lequel je l'avais rencontré pendant l'opération, sauf que la poche stercorale située derrière la paroi abdominale était réduite à un simple trajet, tandis que celle qui remplissait le petit bassin, avait largement le volume du poing et contenait des matières stercorales liquides et du pus.

Il n'existait qu'une seule perforation intestinale, elle était située à côté du point suturé, et distante de 1 m. 50 du cæcum. Le rein droit présentait une large ecchymose sous-capsulaire.

Cette observation me semble présenter un certain nombre de détails qui méritent de fixer l'attention, d'une part, au point de vue de la *pathogénie des accidents*, d'autre part, au sujet du *diagnostic de la perforation et de son siège*, enfin des *causes de la mort*.

Pathogénie des accidents. — Comment se fait-il qu'une perforation suivie d'un épanchement énorme de matières stercorales, ait pu s'enkyster de façon à protéger la grande cavité péritonéale, et à n'envahir cette dernière qu'après trois jours pleins ?

Il est difficile de répondre à cette question d'une façon satisfaisante. L'épanchement a dû se produire au moment du coup de pied de cheval ; l'intestin étant paralysé par le traumatisme a permis aux matières de s'enkyster, aucune nouvelle quantité de contenu intestinal ne venant troubler ce processus. Puis au bout de trois jours, la paralysie cessant, de nouvelles masses de matières stercorales ont pénétré dans les poches déjà formées, en ont forcé les barrières fragiles, et provoqué des phénomènes de péritonite généralisée que l'opération a arrêtée. Faut-il en outre invoquer une virulence moindre de l'épanchement, ou bien une force d'absorption minime du péritoine ? Ce ne sont là que des hypothèses. Le fait d'un enkystement aussi complet de l'épanchement n'en reste pas moins intéressant.

Diagnostic. — Le diagnostic de la perforation était-il possible dès le jour de l'accident ? Cela est probable, l'opération eût dans tous les cas été indiquée dès ce moment. Quand je vis le malade, il n'y avait plus le moindre doute sur l'existence de la perforation, non seulement sur son existence, mais son sur siège. Tous les auteurs qui se sont occupés de cette question signalent cette douleur spéciale, à la pression en un point toujours le même en arrière duquel se trouve la perforation. Lorsqu'il n'y a pas de douleur intense, il y a avec raison une défense musculaire pathognomonique. Quant au nombre des lésions intestinales, notre observation confirme les expériences et les observations de Moty, de Chavasse, Heschl, etc. Il n'existe le plus souvent qu'une seule perforation.

C'est ce que nous avons encore constaté chez un homme de 40 ans que nous avons présenté guéri à la Société de médecine de Nancy en 1901, nous l'avions opéré moins de 24 heures après l'accident.

Causes de la mort. — La cause de la mort ne peut être douteuse un instant. Notre opéré est mort de septicémie, provoquée par les résorptions qui se faisaient dans la cavité stercoro-purulente qui occupait l'excavation pelvienne. Pour éviter ce dénouement funeste, la position donnée au malade pour assurer l'écoulement des matières, le drainage à la Mickulicz étaient insuffisants, il eût fallu drainer largement la cavité pelvienne par une opération que nous allons étudier dans les lignes qui suivent :

Drainage pelvien chez l'homme. — Lorsque le sujet est couché dans le décubitus dorsal, le point le plus déclive de la cavité pelvienne, est situé sur le côté droit de la concavité du sacrum. La concavité du sacrum, dans sa partie médiane, est occupée par la saillie du rectum, ce dernier fait une courbe, plus ou moins accentuée suivant les individus, du côté gauche. Le côté gauche et la partie moyenne de la cuvette pelvienne se trouvent donc surélevés par la présence de l'intestin rectum ; le côté droit, au contraire, forme la partie la plus profonde et la plus déclive de cette cuvette.

C'est en ce point qu'il faut établir le drainage de la cavité pelvienne chez l'homme. Si l'on traverse, au moyen du stylet d'un trocart, le fond de cette cuvette, on voit que les tissus qui ont été perforés sont les suivants, en procédant de l'intérieur vers l'extérieur : le péritoine, une couche de tissu cellulaire pelvien, les insertions du pyramidal dans sa moitié inférieure ou le bord inférieur de ce muscle, enfin le muscle grand fessier, près de ses insertions, surtout si le trocart a été dirigé de dehors en dedans. Enfin, en dernier lieu, le tissu sous-cutané et la peau : celle-ci se laisse difficilement traverser, et il est nécessaire d'aider le trocart en faisant de l'extérieur une boutonnière sur la saillie de l'instrument.

Parmi les organes importants de la région, l'artère fessière est située sur un plan beaucoup plus élevé que le point où la perforation a été faite ; elle passe au-dessus du muscle pyramidal.

L'artère ischiatique en est plus rapprochée et sort du

bassin au-dessous du muscle pyramidal, par conséquent sur le même plan que la perforation ; l'artère honteuse interne en est plus près, mais elle est éloignée de deux à trois centimètres du bord du sacrum que doit raser le trocart. Quant au nerf sciatique, il est beaucoup plus éloigné du point perforé que l'artère honteuse et l'ischiatique, mais sur le même plan.

La perforation, au point le plus déclive, est située exactement sur le bord même du sacrum, entre le 3e et le 4e trou sacré, plus près de ce dernier, au-dessus du petit ligament sacro-sciatique.

Ces données anatomiques établies, comment sera-t-il possible d'établir, au point le plus déclive, le drainage de la cavité pelvienne chez l'homme ?

Deux procédés peuvent être employés pour arriver à ce résultat.

Le drainage peut être établi de dehors en dedans, ou de dedans en dehors.

Dans le premier cas, il s'agit d'une opération à temps réglés qui ressemble comme incision à celle de l'opération de Kraske ; une sonde étant indroduite dans le rectum pour servir de point de repère, une incision de 6 à 7 centimètres est faite à droite sur le milieu d'une ligne allant de l'épine iliaque postéro-supérieure à la partie la plus saillante de la tubérosité ischiatique. On sectionne la peau, le tissu cellulaire, les insertions du grand fessier, puis on prend comme guide le petit ligament sacro-sciatique ; au-dessus de lui, on rencontre les fibres du pyramidal que l'on traverse ou que l'on récline par en haut. L'artère honteuse interne, l'ischiatique et le nerf sciatique sont situés plus bas et plus en dehors. On introduit le doigt dans la cavité pelvienne, on sent le rectum, on attire le péritoine immédiatement en dehors de lui avec une pince à griffe et l'on y pratique une boutonnière à travers laquelle un gros drain pourra être introduit dans la cavité pelvienne au point le plus déclive.

Sur des cadavres amaigris, j'ai pu attirer le péritoine jusqu'au contact de la section cutanée. Ce fait a son importance, car il montre la possibilité d'invaginer la peau jusqu'au contact de la séreuse, et d'empêcher ainsi les infiltrations dans le tissu cellulaire.

Dans le deuxième procédé, le manuel opératoire est beaucoup plus simple : il est le seul de mise lorsqu'au cours d'une laparotomie on trouve, comme dans mon observation précédente, une poche purulente ou stercorale dans la cavité pelvienne, poche qu'il est impossible de désinfecter complètement, et dangereux, comme mon cas personnel le prouve, de drainer uniquement à la Mickulicz.

Dans ce cas, on suit avec l'index le bord droit du sacrum que l'on sent facilement à travers le péritoine. Arrivé au niveau du petit ligament sacro-sciatique, on se trouve sur le point le plus déclive de la cavité pelvienne, c'est là qu'il faudra placer le tube à drainage. Pour cela, avec une pince de Wœlfler (pince effilée à son extrémité pour passer, en gynécologie, les drains par transfixion, voir Pozzi *Gynécologie*, p. 75) armée d'un drain terminée en croix, on perfore les tissus au dessus du petit ligament sacro-sciatique, en se dirigeant en dedans et en bas, et en rasant exactement le sacrum. La pointe de la pince armée du drain affleure la peau au niveau du milieu de la ligne que nous avons déterminée pour le procédé précédent. On aide, s'il est nécessaire, la sortie de la pince en créant avec le bistourie une boutonnière cutanée. Il ne reste plus qu'à attirer le tube et à retirer la pince. Le tube reste fixé dans la cavité pelvienne par son extrémité en croix.

Malgré nos recherches bibliographiques, il nous a été impossible de trouver des indications sur cette opération chez l'homme. Même chez la femme, le drainage instantané de dedans en dehors par l'espace parasacré n'a jamais été pratiqué, on le remplace par la perforation du cul-de-sac de Douglas.

L'incision para-sacrée de dehors en dedans au contraire a été étudiée par Wœlfler et par Zukerkandl ; elle a servi à extirper l'utérus et ses annexes.

P. Delbet, dans son *Traité des suppurations pelviennes chez la femme*, consacre également une mention à ce qu'il appelle la laparotomie postérieure. Mais les délabrements que créent ces auteurs, incision et section des ligaments sacro-sciatiques, lésion de l'artère honteuse interne, et fréquemment, comme complément, résection partielle du coccyx et du sacrum, font différer complètement leurs opérations de *l'incision para-sacrée* uniquement destinée au drainage, comme nous l'avons étudiée et décrite.

Hégar cependant (*in Deutsche Gesellschaft für Gynækologie*, 1890, p. 235) a ouvert par la voie ischio-sacrée des abcès pelviens intra-péritonéaux, mais il a, en outre, réséqué le coccyx.

Saxtorph, dans un cas de phlegmon dû à une périmétrosalpingite et dans un fait d'hématocèle rétro-utérine, a pratiqué un large ouverture para-sacrée en traversant les ligaments sacro-sciatiques et en prolongeant son incision jusqu'au coccyx. L'évacuation du pus a été très facile et les malades ont guéri en 24 jours. (*in Hopital Stid*, 1890, n° 51, et 1891, n° 4). Chez l'homme, le drainage pelvien, soit de dehors en dedans, soit de dedans en dehors, en limitant les délabrements aux sections que j'ai étudiées, mérite dans quelques cas rares, je le reconnais, d'entrer dans la pratique. Et certainement, si notre attention avait été appelée sur la facilité de son exécution pendant l'opération qui a été le point de départ de cette étude, nous l'aurions employé. Nous aurions ainsi assuré un drainage soigné et une désinfection facile de la poche purulente, dont la persistance et les résorptions septiques dont elle était le siège ont causé la mort de notre opéré.

Nous ne saurions terminer cette étude sans bien attirer l'attention sur ce fait qu'au point de vue général du traitement des perforations intestinales par contusion de l'abdomen, une conclusion bien plus importante s'impose.

C'est qu'il faut opérer le plus tôt possible après l'accident, avant l'issue des matières à travers la perforation si possible, avant l'infection définitive du péritoine dans le cas contraire.

Dans une opération dans laquelle nous assistions le professeur Weiss pour une contusion ayant amené une rupture transversale complète de l'intestin grêle chez un enfant de 6 ans sept heures après l'accident, rien encore n'était sorti de l'intestin à cause du spasme que présente l'intestin après un gros traumatisme, spasme qui peut laisser au chirurgien le temps d'intervenir efficacement ; Ce petit malade guérit parfaitement.

VI. — Occlusion intestinale par torsion de la totalité du Mésentère autour de son Pédicule, chez un enfant de 3 ans.

Occlusion intestinale par torsion du mésentère dans sa totalité autour de son axe. — Rétrécissement du côlon.

C'est un enfant de 3 ans, Grégoire Jules, malingre. sans antécédents pathologiques. Depuis 15 jours, absence presque complète de selles, et vomissements alimentaires et bilieux.

A son entrée à l'hôpital, le 22 octobre 1900, nous constatons un ventre énorme dû à la distension des anses intestinales et à la présence d'une certaine quantité de liquide ascitique dans le bas-ventre et dans les flancs.

Rien au toucher rectal, sauf l'aplatissement de cet intestin au-dessus de l'ampoule par le liquide et par les anses distendues.

Pouls à 140° ; température 36 et 35,8.

Le diagnostie que nous portons est obstruction chronique et incomplète de l'intestin ; mais par quelle cause ?

Rien ne nous permettait d'émettre une hypothèse plausible, nous pensions à une invagination malgré l'absence de selles sanguinolentes. Le médecin traitant avait supposé tout d'abord l'existence d'une péritonite tuberculeuse.

Malgré l'état général déplorable, je me décidais

avec l'aide de M. le professeur Weiss à pratiquer la laparotomie.

Il s'écoule de l'abdomen un litre environ de liquide, d'abord séreux puis légèrement sanguinolent.

Les anses intestinales qui se présentent dans l'incision à laquelle nous ne donnons, vu l'état général précaire du malade, que 8 centimètres, sont saines mais très distendues et congestionnées. Le long de leur insertion mésentérique court une bande blanchâtre d'aspect cicatriciel.

Par l'incision je sens à droite dans le ventre une bride qui me paraît formée par un repli du mésentère fortement tendu ; et de plus je perçois nettement le cæcum distendu, dur et épaissi. Après avoir déroulé 2 mètres environ d'intestin et exploré de nouveau le ventre, il me semble que la bride mésentérique a disparu.

Une éviscération complète nous paraissant dépasser la résistance de l'opéré, nous refermons le ventre, après avoir cependant établi un anus contre nature médian.

L'anus fonctionna d'une façon parfaite et évacua une énorme quantité de matières liquides.

Le soir la température monta à 38°,2 ; le pouls était toujours à 140.

Le lendemain matin, température 36°, le pouls 160. Les vomissements avaient continué et l'enfant succomba dans la soirée, 36 heures après l'opération.

Autopsie. — Le ventre étant très largement ouvert, on voit les anses intestinales très distendues, mais sans trace de péritonite. L'S iliaque apparaît à droite sous les fausses côtes, il est peu dilaté.

Avec beaucoup de patience et d'attention, je parviens

à m'orienter, et à voir que tout le paquet intestinal, gros intestin compris, a subi un mouvement de torsion complète autour de sa racine mésentérique. Ce mouvement s'est fait de gauche à droite, c'est-à-dire en sens inverse des aiguilles d'une montre.

Tout le paquet est allé se loger dans l'hypochondre droit. Là, le mésentère, sous forme d'un bord tranchant, passe obliquement sur le gros intestin, au niveau de l'angle de flexion du côlon ascendant avec le côlon transverse (point fixe du côlon).

Après avoir dégagé le paquet intestinal, j'aperçus au niveau du point comprimé par le bord mésentérique, un rétrécissement très profond entourant comme une bague le gros intestin.

En amont du rétrécissement le côlon et le cæcum sont énormément distendus, leurs parois sont charnues comme celles d'une matrice (épaisseur 1 centimètre).

Au niveau du rétrécissement le mésocôlon présente des traces d'inflammation et il est rétracté : dans le mésentère, il existe un certain nombre de petits ganglions.

Le rétrécissement est perméable pour le petit doigt, la muqueuse est tout à fait saine à son niveau.

La musculeuse, comme l'a montré un examen ultérieur, est hypertrophiée, mais sans altération autre que de l'inflammation banale.

Dans presque toute l'étendue de l'intestin on voit, le long de l'insertion mésentérique une zone blanchâtre, trace probable d'ancienne entérite ; même signification pour les ganglions.

En somme, si la torsion de tout le mésentère autour de son axe, et le rétrécissement du côlon étaient évidents ; il n'en est pas de même de la succession de ces deux accidents,

La bride saillante du bord mésentérique coupant le côlon au niveau du rétrécissement et s'y emboîtant exactement font plutôt attribuer la stricture au mésentère, quoique l'hypertrophie du cæcum et du côlon puisse faire penser à un obstacle datant de plus de 15 jours. Quoi qu'il en soit, le traitement rationnel eût consisté à détordre l'intestin, ce que n'eût permis, et encore avec beaucoup de peine, qu'une éviscération totale.

L'état précaire de notre malade ne nous a pas permis cette manœuvre.

Quant au rétrécissement, il n'était pas de nature à provoquer immédiatement des accidents sérieux ; plus tard, si des phénomènes d'obstruction s'étaient produits, il eût été utile de le réséquer, ou bien de faire l'entéro-anastomose.

Cette observation a trait à une affection relativement rare, mais très intéressante par le mécanisme de sa production et par les difficultés du diagnostic exact, et par conséquent de son traitement.

En France, un petit nombre d'auteurs se sont occupés de ces lésions d'une façon spéciale. Un des premiers en date semble être Pierre Delbet, dont le mémoire à la Société de chirurgie en 1898 suscita une discussion à laquelle prirent part Routier, Kirmisson, Ch. Monod et Reynier.

Depuis, nous avons eu la communication de Bérard et Delore (de Lyon) au *Congrès français de chirurgie*, 1899 (p. 410) ; le chapitre 15 des *Leçons de clinique chirurgicale* de P, Delbet (Paris, Steinheil, 1899) ; et une observation de Gueillot (de Reims) (*Bulletin de la Société de chirurgie*, t. XXV, p. 335).

Les deux observations de Delbet ressemblent à notre cas, ainsi que quelques observations incomplètes relatées à l'occasion de la discussion de son rapport.

Les six observations de Bérard et Delore sont également considérées par ces auteurs comme se rapportant aux torsions de la presque totalité de l'intestin autour de son mésentère, mais la lecture des observations ne permet pas de souscrire sans réserve à leurs conclusions.

Les symptômes de cette lésion que Delbet et Bérard ont rencontrés chez les adultes, et que nous avons observés chez un enfant de 3 ans, sont assez peu nets pour que le diagnostic n'en ait jamais été fait avant l'intervention.

Et cependant l'on ne peut qu'être frappé de la similitude parfaite des symptômes décrits par Delbet comme caractéristiques de cette torsion, de tout ou de presque tout le mésentère autour de sa racine avec ceux que j'ai moi-même observés, à savoir :

1° La rapidité du météorisme et son volume ;

2° La rareté des vomissements fécaloïdes ou même leur absence complète ;

3° La production d'un épanchement ascitique assez rapide et assez abondant ;

4° L'atténuation des symptômes de stricture, qui permet quelquefois à ces lésions de mettre 12 à 15 jours avant de provoquer un dénouement fatal.

Cette atténuation des signes de l'occlusion se remarque d'ailleurs dans toutes les occlusions par vice de position de l'intestin, y compris l'invagination dont nous ne nous occupons pas ici.

Traitement. — Le traitement des vices de position de l'intestin par torsion de tout le mésentère autour de son pédicule, est facile a formuler en théorie ; il s'agit de faire une laparotomie médiane aussi étendue que possible, éviscérer les intestins, et détordre le mésentère, mais s'il est facile à formuler, ce traitement est difficile à mettre en pratique.

Le diagnostic est le plus souvent impossible, la rareté de l'affection n'y faisant pas songer, et les signes que nous avons rapportés d'après Delbet comme étant ceux de la torsion totale, se rencontrent identiques dans certaines formes péritonites tuberculeuses, affection, elle, très fréquente.

Enfin, la détorsion est loin d'être facile a exécuter, puisque, à l'autopsie, le ventre largement ouvert, nous avons eu une certaine difficulté à détordre le mésentère et à remettre les choses en place ; la direction de la torsion n'est pas évidente de prime abord.

Le moment n'est pas encore venu où l'opération de cette lésion, basée sur son diagnostic ferme, pourra être exécutée avec des temps réglés.

CHAPITRE V.

Organes génitaux et urinaires.

Sommaire : I. Ménorrhagie des petites filles et hypertrophie du col utérin. — II. Calcul de la vessie chez un petit garçon de 3 ans. — III. Hydronéphrose traumatique chez un enfant de 9 mois. — IV. Cystostomie suspubienne pour sarcome de la prostate chez un enfant de 7 ans. — V. Epispadias complet chez un petit garçon (avec 1 figure). — VI. Traitement du paraphimosis.

I. — Ménorrhagies des petites filles et hypertrophie du col utérin.

Les hémorrhagies qui surviennent chez les petites filles au moment de l'établissement des règles n'ont pas jusqu'ici attiré, comme elles le mériteraient, l'attention des médecins. — Certains traités spéciaux n'en parlent pas et d'autres se bornent à les signaler. — Cependant il s'agit d'un symptôme fréquent, grave, divers dans ses manifestations, et dont l'étiologie et la pathogénie sont loin d'être toujours les mêmes.

Nous n'avons nullement en vue les hémorrhagies que pourraient occasionner chez les petites filles comme chez les adultes mais plus rarement, une lésion connue des ovaires, des trompes, de l'utérus, de l'urèthre même tel que le prolapsus de la muqueuse de ce conduit, mais uniquement les pertes de sang que nous appellerons essentielles jusqu'au moment où nous aurons défini leur pathogénie et reconnu leur substratum anatomique ; pertes de sang qui accompagnent les premières règles.

Chez les petites filles de 12 à 16 ans, âge où s'établit normalement la menstruation, il n'est pas rare de voir survenir des hémorrhagies utérines. La quantité de sang perdu est variable, tantôt l'écoulement est très abondant pendant deux à trois jours, puis il est remplacé par un simple suintement sanguinolent qui persiste quelques jours ou quelques semaines, puis une nouvelle hémorrhagie inquiétante éclate. Ces alternatives de pertes sanguines tour à tour par gouttes ou cataclysmiques se prolongent pendant des mois, des années même et finissent par affaiblir énormément celles qui en souffrent. Elles arrivent au dernier degré de l'anémie.

Mais si l'on examine au début de l'affection les patientes, on est frappé de la différence de leur constitution, suivant les cas. Il y a sous ce rapport deux camps bien tranchés : Tantôt elles sont pâles, les traits tirés, les yeux cernés, très amaigries, ou bien encore elles sont chargées de tissu adipeux, bouffies, jamais de couleur, avec des palpitations et de l'anhélation, ce sont des chlorotiques.

Tantôt au contraire, et nous parlons toujours du stade initial du mal, elles sont en parfaite santé, robustes, avec des chairs fermes, des couleurs brillantes, une respiration et une circulation normales.

Mais à mesure que les hémorrhagies se prolongent, l'état général se modifie, et au bout de quelques mois l'aspect de ces jeunes filles devient identique à celui des malades de notre première catégorie.

Tout d'abord, et je tiens à insister sur cette constatation, la santé générale est excellente au moment où les pertes de sang apparaissent, elles ne sont primitivement ni chlorotiques ni anémiées d'aucune sorte ; mais leur santé physique et morale s'altère rapidement à cause de la quantité de sang qu'elles perdent et de la préoccupation que leur occasionnent la persistance et l'abondance de l'hemorrhagie. Elles deviennent anémiques parce qu'elles saignent continuellement.

Au contraire, dans la première catégorie de malades dont nous avons parlé, il semble qu'une dyscrasie générale, la chlorose ou tout autre affection anémiante se manifeste, entre autres symptômes, par des écoulements utérins, comme elle pourrait le faire par des épistaxis.

De l'étude seule de la différence dans la constitution générale des jeunes filles au moment où les pertes utérines s'établissent, il paraît résulter que dans un cas nous avons affaire à une affection débilitante dans laquelle les hémorrhagies utérines ne sont qu'un épiphénomène, dans l'autre au contraire la santé ne se modifie que comme conséquence d'un écoulement sanguin trop considérable qui est sous la dépendance non d'une affection générale mais d'une lésion locale.

Cette lésion locale, quelle est-elle ? Les trois observations suivantes dont deux nous sont personnelles et dont la troisième a été recueillie par nous dans le service de M. le professeur Heydenreich, sont de nature, croyons-nous, à élucider cette question.

Hémorrhagie de la puberté. — Hypertrophie du col avec fongosités. — Ablation du col. — Guérison.

S. M... de Belfort, âgée de 16 ans. — Orpheline élevée par des religieuses. — Père mort avec des accidents pulmonaires. — Mère morte à la suite de couches? — Réglée depuis trois ans.

Ses premières menstrues ont été très abondantes pendant dix jours puis l'écoulement a diminué, mais sans tarir complètement pendant quatre semaines. A partir de ce moment il y a absence de sang pendant cinq mois. A cette époque, nouvelle hémorrhagie très abondante, suivie d'un écoulement sanguinolant plus ou moins fort, qui s'accrut de temps à autre au point de forcer la malade à garder le lit.

L'état général d'abord excellent s'est lentement détérioré, l'appétit est faible, le teint est jaunâtre, les yeux enfoncés et cernés.

Le traitement institué fut d'abord reconstituant, puis des injections chaudes vaginales et enfin de l'ergotine en dragées furent données.

Pendant deux ans, cette médication n'amena aucune amélioration ; enfin on pratiqua des injections sous-cutanées hebdomadaires puis bi-hebdomadaires d'ergotine, mais ce traitement encore fut inutile.

En mai 1889, la malade entra dans le service de M. le professeur Heydenreich, à l'hôpital civil de Nancy, où nous la voyons. C'est une jeune fille, petite, amaigrie, le teint jaunâtre, les yeux cernés ; rien aux poumons, rien au cœur, urines normales.

Sur le ventre de nombreux trous ulcérés, faits comme

à l'emporte-pièce qui donnent à l'abdomen l'aspect d'une écumoire, ce sont les trous des injections d'ergotine abcédées.

L'écoulement vaginal est abondant et intermittent. Au spéculum le sang semble couler par saccades.

Au toucher, on trouve le col à quelques centimètres de la vulve, il est ramolli, saignant au contact.

Le cathétérisme utérin donne une profondeur de la cavité, de 15 centimètres, dimension énorme.

M. Heydenreich se décide à pratiquer l'ablation de ce col extraordinairement allongé ; ablation à l'écraseur. — Une longueur de 7 centimètres du col fut enlevée — pas de curettage utérin.

A l'examen de la portion enlevée nous constatons que le tissu est ramolli, la muqueuse fongueuse. Les fongosités sont très exubérantes, elles ont l'aspect néoplasique. L'examen microscopique montre qu'elles sont simplement inflammatoires, elles pénètrent profondément dans le tissu du col, pas de réaction opératoire.

Aucun écoulement utérin ne se produit plus pendant six mois, puis les règles reviennent à intervalles normaux ; trois ans après M. Heydenreich eut des nouvelles de la malade, elle était en parfaite santé.

Hémorrhagie de la puberté. — Allongement hypertrophique du col.

X..., âgée de 14 ans, est présentée par ses parents à la consultation de l'hôpital civil de Nancy, en novembre 1891, petite fille pâle, bouffie, chlorotique. Cet état était survenu depuis des pertes de sang pour lesquelles on nous l'amène.

Le père et la mère sont bien portants.

X... est réglée depuis un an, mais irrégulièrement, chaque époque dure de trois à six semaines, peu abondante à certains moments, hémorrhagique à d'autres. L'écoulement s'arrête pendant huit à quinze jours puis reparaît avec les mêmes variations. Poumons normaux, souffle anémique au cœur.

Au toucher rectal je sens immédiatement en arrière de la vulve le col utérin, la longueur de la matrice est très grande, le palper bimanuel ne parvient pas à la délimiter exactement. Le col semble non seulement allongé mais augmenté d'épaisseur.

En introduisant l'extrémité du petit doigt dans l'ouverture de l'hymen je sens à 2 centimètres environ, le col mollasse, fongueux et saignant. Le cathétérisme n'est pas pratiqué. Le traitement institué n'a été que le repos au lit et les dragées d'ergotine.

Je conseille aux parents une opération qui n'est pas acceptée et je ne revois plus la malade.

Hémorrhagies de la puberté. — Allongement hypertrophique du col avec fongosités. — Ablation du col et curettage. — Guérison.

M. G..., de P... (Meurthe-et-Moselle), est âgée de 14 ans 1/2, père et mère rhumatisants.

Depuis huit mois les premiers écoulements menstruels se sont établis. Les premières règles ont été normales et ont duré quatre jours, mais à partir de l'époque suivante les pertes sanguines n'ont plus cessé. Tantôt l'écoulement est hémorrhagique très fort et tantôt il s'agit simplement d'un suintement rosé très odorant.

Le traitement a consisté dans l'ergotine en dragées

et en solution, injections chaudes, enfin ovules à la glycérine placés sur le col, et repos au lit.

Tous ces traitements n'ont donné aucun résultat et au moment où nous la voyons, 7 juillet 1896, la malade est couchée depuis six semaines, perdant abondamment et ayant une vessie de glace sur l'abdomen.

La malade dont l'état général était très bon, s'est affaiblie, elle est jaunâtre de teint, sans appétit, tousse un peu, mais rien d'anormal ni au cœur ni aux poumons, pas d'albumine dans les urines.

Au toucher qui est très facile à cause des injections chaudes pratiquées et des ovules introduits dans le vagin, nous constatons un col très allongé, très mollasse, et fongueux, le corps de l'utérus est normal, les annexes sont sains au palper bi-manuel. L'hystéromètre marque 10 centimètres et fait saigner abondamment.

J'attribue les hémorrhagies, comme dans les deux cas précédents à l'hypertrophie du col, et à la métrite fongueuse du col; je propose l'amputation du col et le curettage qui sont acceptés.

Le 9 juillet, avec l'aide de mes confrères, les docteurs Pillon et Renaud de Nancy, je pratique le curettage. L'utérus est très mou, avachi pourrait-on dire. Les fongosités sont très abondantes surtout sur le col elles sont exubérantes. J'excise le col avec les ciseaux, en enlevant la partie intravaginale de l'organe. Pas de réaction.

Les hémorrhagies cessent immédiatement après l'intervention.

15 jours après l'opération, fort écoulement sanguin pendant deux jours, depuis cette époque, c'est-à-dire depuis quatre mois, aucun écoulement sanguin, ni normal, ni pathologique. L'état général est devenu excellent, et la guérison me semble complète.

Dans ces trois observations nous voyons des hémorrhagies utérines très abondantes survenant au moment de la puberté chez des jeunes filles de 13 à 15 ans, tout d'abord en très bonne santé, amener un état d'affaiblissement et d anémie inquiétant. Ces pertes résistent au traitement général et local habituel ; et à l'examen nous constatons dans les trois cas une hypertrophie du col utérin, un allongement excessif en longueur et des fongosités à sa surface.

Nous sommes en droit d'attribuer à ces lésions locales les hémorrhagies, d'autant plus que leur ablation les a fait cesser.

Anatomiquement l'affection se manifeste donc par une augmentation de profondeur de la matrice, augmentation de huit et de cinq centimètres sur la normale ; par un ramollissement extraordinaire, une sorte d'avachissement du tissu utérin ; enfin par la transformation de la muqueuse du col en fongosités exubérantes macroscopiquement semblables à des fongosités néoplasiques.

La caractéristique de la lésion anatomique de ces cas est donc : *un allongement hypertrophique du col avec métrite fongueuse localisée surtout au col.*

Dans un cas l'ablation de 7 centimètres du col, sans curettage (Obs. I) a amené la guérison ; dans l'autre l'ablation du col avec curettage a donné le même résultat.

Les conclusions de cette étude seront faciles à tirer :

Il existe parmi les jeunes filles qui au moment de la puberté souffrent d'hémorrhagies utérines, deux catégories de malades.

Les unes sont chlorotiques et anémiées au moment où la menstruation s'établit. Celle-ci n'est normale ni par sa durée ni par son abondance. L'écoulement sanguin est en général peu considérable, mais dangereux par sa persistance et surtout par la chlorose dont il est un épiphénomène.

La deuxième catégorie de malades comprend les jeunes filles dont l'état général est excellent au moment des premières règles, mais celles-ci par leur transformation en ménorrhagies persistantes et très abondantes, altèrent la santé assez rapidement.

Dans ces cas, c'est à une lésion locale qu'il faut attribuer les pertes sanguines. Cette lésion *est une hypertrophie du col avec métrite fongueuse.*

Cette métrite est localisée au col qui est allongé dans des proportions énormes.

Le traitement de la première catégorie de malades sera purement hygiénique et reconstituant, c'est à la chlorose cause des ménorrhagies qu'il s'adressera.

Le traitement de la deuxième catégorie de malades sera local et opératoire. Il consistera en un curettage et une ablation du col utérin ; le curettage seul étant insuffisant sur le col à cause de la profondeur à laquelle pénètrent les fongosités. Ce traitement est d'une bénignité remarquable, comme le prouvent nos interventions.

II. — Calcul de la vessie chez un petit garçon de 3 ans.

Calcul de la vessie chez un enfant de 3 ans, taille hypogastrique avec suture de la vessie.

L'enfant dont je veux vous rapporter l'histoire est un petit garçon de 3 ans, entré à l'hôpital avec le diagnostic de tumeur de la région vésico-prostatique. Depuis un an l'enfant souffrait de crises douloureuses qui survenaient plusieurs fois chaque heure et étaient suivies de l'émission de quelques gouttes d'urine. — Depuis 6 mois, l'enfant avait de l'incontinence vraie. Le petit malade se nourrit encore exclusivement de lait, les urines n'ont jamais contenu de sang.

A son entrée à l'hôpital, l'enfant est chétif, amaigri, il a le facies abdominal, de l'incontinence d'urine, des crises douloureuses très fréquentes. L'enfant marche courbé en avant ; à chaque crise il s'arrête et se courbe davantage. Il existe un léger phimosis. — Au toucher rectal on sent une tumeur du volume d'une noix, très dure, immobile, située derrière le pubis. Une sonde en gomme noire introduite dans la vessie donne le frottement pathognomonique du calcul. La pierre est facile à sentir par le toucher rectal et on peut en appuyant au-dessous d'elle la faire saillir vers le périné.

A un nouvel examen, je sens qu'au-dessus du calcul se trouve une masse surajoutée, et pendant l'exploration le calcul se désenclave et file hors de portée du doigt. Pour débarrasser cet enfant de son calcul je me décide à lui pratiquer la cystostomie hypogastrique.

Opération. — Taille hypogastrique sans ballon de Pétersen, sans injection d'eau dans la vessie. Le péritoine descend jusqu'à la symphyse, mais se laisse facilement récliner. La vessie a des parois énormément hypertrophiées (2 cent.) et son volume à l'état de vacuité est celui d'un gros œuf de poule. Le calcul est en sablier, il a 4 cent. 1/2 de long sur 2 1/2 de large. Un des globes du sablier est d'acide urique, l'autre est phosphatique. Le calcul urique était enclavé dans une loge près de l'urèthre, le phosphatique proéminait dans la vessie. Je suture la vessie avec 5 fils de soie, par simple juxtaposition de la tranche vésicale et la paroi abdominale au crin de Florence, avec un petit drain à l'angle inférieur. Sonde à demeure.

J'enlève celle-ci le cinquième jour, l'incontinence continue pendant quelques jours. A aucun moment, de l'urine ne s'écoula de la plaie abdominale.

Le onzième jour, la guérison est complète. L'incontinence avait cessé, et les crises douloureuses aussi.

En me basant sur mes observations personnelles et sur celles de MM. Gross, Schweigger, Alexandrow, Dittel, je suis arrivé aux conclusions suivantes pour ce qui concerne les calculs dans le jeune âge.

La symptomatologie de la lithiase vésicale chez l'enfant diffère de celle de l'adulte. — Chez l'enfant jamais d'hémorrhagies, rarement de la cystite, mais :

Des crises douloureuses qui imposent à l'enfant une attitude spéciale (courbée en avant) ;

De l'incontinence d'urine, le sphincter étant forcé par le calcul (cette incontinence n'est pas de la fausse incontinence) ;

Des accès de rétention d'urine, soit temporaire, soit permanente et alors très grave.

Au point de vue anotomopathologique. Chez l'enfant:

Les calculs s'enchâtonnent souvent, contrairement à ce que l'on a prétendu ;

Le muscle vésical s'hypertrophie dans des proportions énormes mais la muqueuse reste saine, ne devient ni fongueuse ni saignante ; l'infection est rare.

La vessie chez l'enfant est non seulement un organe intra-abdominal, mais encore intrapéritonéal, c'est-à-dire qu'elle est complètement entourée jusqu'à la symphyse par la séreuse; mais celle-ci se décolle facilement.

Sous le rapport du traitement, je crois devoir conclure que : La taille hypogastrique seule doit être employée chez l'enfant à l'exclusion de la lithotritie, à cause de l'étroitesse du canal uréthral chez le petit garçon qui rendrait la manœuvre du lithotriteur dangereuse. D'ailleurs, les résultats de la cystostomie sont excellents.

Il est inutile chez l'enfant de se servir du ballon de Pétersen qui complique l'opération et de l'injection d'eau dans la vessie; ces deux manœuvres sont universellement abandonnées et avec raison.

La suture de la vessie après l'extraction du calcul (cystostomie idéale), est l'opération de choix chez l'enfant (40 succès sur 56 cas, Alexandrow), la vessie étant presque toujours aseptique. — Chez l'adulte il n'en est pas ainsi, la proportion de réussite de la suture étant très minime.

Enfin je crois utile de toujours placer une sonde à demeure pendant quatre à cinq jours, pour éviter la distension des sutures.

Je rappelerai en terminant, que les calculs primitifs de la vessie d'une façon générale, et chez l'enfant en particulier, sont assez rares dans notre pays. — Il semble qu'il y a deux siècles il en était autrement, puisque les ducs de Lorraine bâtirent à Lunéville un hôpital pour calculeux et y firent venir un opérateur célèbre en ces temps-là.

III. — Hydronéphrose traumatique chez une enfant de 9 mois.

Broca dans sa *Thérapeutique infantile* affirme qu'une variété particulière d'hydronéphrose fréquente chez l'enfant est l'hydronéphrose traumatique. On devrait plutôt l'appeler, dit-il, pseudo-hydronéphrose, car il s'agit d'un épanchement urineux périrénal enkysté, dû à une rupture du bassinet ou du rein lui-même.

Piéchaud, dans son excellent *Précis de Chirurgie infantile*, ne signale pas cette variété, pas plus que Comby dans son grand *Traité des maladies de l'enfance*.

Pousson hésite à attribuer aux traumatismes un rôle quelconque dans l'étiologie des hydronéphroses, mais affirme cependant l'existence de la variété que Broca considère comme fréquente chez l'enfant, c'est-à-dire la pseudo-hydronéphrose résultant de l'épanchement de l'urine dans le tissu rétro-péritonéal.

L'observation que je vais relater, n'est pas sans présenter quelqu'intérêt pour l'étude de l'hydronéphrose traumatique chez l'enfant.

Il s'agit d'une petite fille de 9 mois qui me fut adressée par mon confrère le docteur Grandjean de Conflans.

Il y a deux mois, la mère et l'enfant firent une chute de voiture. L'enfant heurta en tombant la roue de la voiture sur le côté gauche.

Dans les jours qui suivirent l'accident l'enfant eut la fièvre, des vomissements, refusa de boire.

Les urines devinrent rares et très chargées. La mère prétend y avoir vu du sang.

Quatre jours après l'accident, une ecchymose de l'étendue d'une pièce de 5 francs apparut dans la région lombaire gauche, persista huit jours puis disparut.

La santé de la fillette sembla se rétablir au bout d'une quinzaine de jours, lorsqu'il y a trois semaines la mère constata dans le flanc gauche une bosse dure grosse comme une orange.

Le 3 janvier 1904 l'enfant me fut amenée ; elle est maigre et chétive, les yeux sont excavés. Dans les aines on perçoit quelques ganglions du volume de petits haricots. La langue est humide et normale.

Dans le flanc gauche on aperçoit une grosse saillie allant des fausses-côtes jusqu'à la crête iliaque et dépassant légèrement la ligne médiane du ventre.

Toute la moitié gauche du ventre est immobile, la moitié droite au contraire suit les mouvements de la respiration.

La tumeur est mobile dans le sens horizontal ; lorsqu'on la repousse vers en haut, on découvre entre elle et le bassin une zone étroite de sonorité le long du ligament inguinal.

La tumeur elle-même est mate à la percussion. La tumeur se perd sous les fausses-côtes et sa matité empiète de trois travers de doigts sur le thorax. La tumeur est presque fluctuante par place, seulement rénitente à sa partie inférieure.

Diagnostic. — Le diagnostic de sarcome du rein est celui qui se présente avec le plus de probabilité, vu l'état d'amaigrissement de l'enfant, la présence des ganglions et la fréquence relative de ces néoplasmes. Cependant étant donné le traumatisme subi par l'enfant, nous n'excluons pas la possibilité d'une hydronéphrose traumatique ou d'un hématome.

Pour en avoir le cœur net, le 5 janvier en présence du docteur Grandjean et du docteur Hanriot d'Einville, je ponctionne la tumeur avec le trocart fin de Potain, j'en retire un demi-litre de liquide citrin n'ayant aucune odeur, mais ressemblant à de l'urine.

Après la ponction le ventre est souple, la grosseur a disparu et la palpation ne permet plus de retrouver la moindre trace d'une tumeur.

Je fis pratiquer l'analyse du liquide dans le laboratoire du docteur Garnier, l'éminent professeur de chimie de la Faculté. Ci-joint le résultat de cette analyse :

LABORATOIRE DE CHIMIE DES CLINIQUES

Analyse du liquide d'une poche kystique de la région rénale gauche.

Densité : 1007,5.

Couleur : rouge jaune.

Réaction : alcaline.

	Par litre
Eau	987gr09
Extrait sec (résidu fixe)	12 91
Cendres	6 68
Albumines	3 30
Urée	1 243
Chlore	3 525
Acide phosphorique	0 1575
Glucose	0

Observations. — Le liquide par suite de sa faible densité et de sa faible teneur en albumine ne se rapproche pas du sérum sanguin lequel a une densité plus élevée (1026-1028) et renferme par litre 70 à 80 grammes d'albumines.

Par suite de sa faible teneur en urée et acide phosphorique, il ne se rapproche pas non plus de l'urine.

Nancy, le 11 janvier 1904.

G. Bélasky.

D'après cette analyse il ne s'agissait donc pas d'urine pure ni non plus de sérum sanguin.

Le 6 janvier je retrouve au palper de nouveau une petite tumeur du volume d'une mandarine située immédiatement sous les fausses côtes dans le flanc gauche, dans la région rénale, cette tumeur est mate.

Le 8 janvier nouvelle ponction d'un litre.

Le 10 l'enfant rend un peu de sang dans les selles ; il est d'ailleurs fortement constipé.

Le 15 janvier, le 23, 30 et le 6 février ponctions successives chacune de 1/2 à 3/4 de litre. Le liquide a toujours les mêmes caractères physiques que lors de la première ponction.

Le 15 février la tumeur a de nouveau des dimensions aussi considérables que lorsque je vis l'enfant pour la première fois, je me décide à faire la néphrotomie. L'enfant est chloroformé et en présence des deux confrères précédemment cités je fais une incision lombaire de 6 centimètres. J'ouvre le péritoine et je tombe sur la tumeur que je suture au pourtour de l'incision cutanée ; j'ouvre la poche il s'en écoule du liquide ûtérin teinté légèrement de sang.

J'introduis le doigt dans la poche dont je n'atteinds pas la limite inférieure, mais vers la partie supérieure la tumeur s'arrête, la poche est limitée par une membrane qui me paraît veloutée au toucher et qui se continue par un orifice dans lequel le doigt ne peut entrer avec une autre poche.

Drainage. — L'évolution post-opératoire fut apyrétique sauf le 25 février où la température monta à 39°. L'enfant rentre chez elle avec une fistule rénale au commencement du mois de mars, lors de son départ l'écoulement du liquide était abondant. La poche ne s'était pas reproduite.

Les mictions de l'enfant ont toujours été normales et elle semble mouiller ses langes aussi abondamment qu'un enfant sain.

Dans le courant de l'été 1904 les nouvelles de l'enfant sont bonnes, son état général devient meilleur.

Le 13 juillet la fistule se ferme mais de la fièvre apparaît pendant trois jours.

Le 17 juillet la fistule se rouvre et la fièvre disparaît. L'enfant engraisse et marche.

Le 3 septembre 1904 l'enfant m'est amené à l'hôpital civil, la fistule persiste toujours donnant un liquide clair comme de l'eau de roche n'ayant aucune odeur urineuse.

Ce liquide serait quelquefois lactescent et la température monterait légèrement.

Avant de proposer une intervention plus radicale qui dans l'espèce serait la néphrectomie, je résolus de faire des injections de glycérine iodée (glycérine 50 gr. teinture d'iode 4 gr. iodure de potassium 4 gr.) dans la fistule d'autant plus volontiers que la quantité de liquide qui en découle aurait diminué considérablement.

Ces injections sont faites avec une sonde uréthrale n° 6, il entre 4 centimètres cubes de liquide dans la poche puis la glycérine reflue. Ces injections sont faites trois fois, avec un jour d'intervalle chaque fois, puis l'enfant rentre chez lui.

Le résultat en semble très bon, l'enfant n'en a pas été incommodé et le débit de la fistule a diminué dans des proportions énormes.

Avons-nous été en présence ici d'une hydronéphrose

traumatique vraie ou bien d'un épanchement d'urine dans le tissu cellulaire rétro-péritonéale ?

La mobilité de la tumeur, la présence constatée à l'opération d'une poche à paroi externe lisse revêtue de péritoine, à paroi interne veloutée communiquant par un orifice étroit avec le bassinet, semblerait le prouver.

Mais d'autre part la rapidité de la production de la tumeur après le traumatisme et ce fait aussi de la disparition de la fistule par injection de glycérine iodée ferait plutôt admettre un épanchement rétro-péritonéal après rupture du bassinet.

Quoiqu'il en soit cette observation d'hydronéphrose traumatique chez un enfant méritait ne pas passer inaperçue.

IV. — Cystostomie suspubienne pour sarcome de la prostate chez un enfant de 7 ans.

Il est exceptionnel d'avoir à pratiquer chez un enfant une cystostomie suspubienne pour créer un méat hypogastrique définitif et permettre l'évacuation de l'urine, l'urèthre étant obstrué d'une façon permanente.

J'ai eu l'occasion de recourir à cette intervention chez un petit garçon atteint de sarcome de la prostate, affection rare d'une façon générale, mais moins cependant dans le jeune âge que dans l'âge adulte et la vieillesse.

Jolly (cité in Duplay et Reclus, p. 1069) en aurait noté 7 cas de 1 à 10 ans, sur une statistique de 35 cas de tumeurs malignes de la prostate. Engelbach, dans son relevé en signale 9 cas, et il ajoute que l'œil est le seul organe qui puisse soutenir la comparaison avec la prostate pour la fréquence de sa dégénérescence sarcomateuse chez l'enfant.

Cette assertion est peut être exagérée, et le sarcome de la prostate reste une affection rare dans le jeune âge.

Le traitement de ces affections néoplastiques de la prostate chez l'enfant ne peut être que palliatif.

Au moment où l'on voit les petits malades, la tumeur s'est déjà étendue de telle façon que son ablation est devenue impossible ; il en est d'ailleurs de même chez le vieillard. Cependant si le sarcome se révélait par des symptômes précoces, l'extirpation en devrait être tentée. Celle-ci dans la simple hypertrophie de la prostate s'est montrée d'une exécution facile, et d'une assez grande bénignité ; il pourra en être de même dans le sarcome tant que ce dernier ne sera pas diffus, et sera resté encapsulé.

Mais aussi longtemps que le premier symptôme qui révèle le cancer de la prostate chez l'enfant sera un accès aigu de rétention d'urine, ce qui est le cas dans l'immense majorité des observations, la cystostomie suspubienne, à défaut de la sonde à demeure, sera le traitement de choix.

En effet, à ce moment là déjà, la néoplasie s'est insidieusement installée, elle a poussé des prolongements vers la vessie et sur le péritoine, tout le petit bassin est envahi, et le rôle du chirurgien doit se borner pour diminuer les douleurs du malade, et allonger son existence, à assurer un écoulement facile à l'urine.

C'est ce que nous avons fait chez le petit garçon dont nous rapportons l'observation.

C'est un enfant de 7 ans qui entra à l'hôpital, avec de la rétention d'urine. Au toucher je reconnus une énorme tumeur de la prostate. — Le cathétérisme devint rapidement impossible, et ses tentatives provoquaient d'abondantes hémorrhagies. — Pendant deux jours je me bornais à évacuer la vessie par la ponction hypogastrique. — Enfin, le troisième jour, de nouvelles tentatives de cathétérisme ayant été aussi nuisibles que les précédentes, je me décidai à établir une fistule suspubienne, en suturant la vessie à la peau. L'enfant vécut encore pendant 3 mois, il mourut des progrès de sa cachexie cancéreuse. — La tumeur était un sarcome de la prostate, à petites cellules.

Voici l'histoire du petit patient.

R. S..., âgé de 7 ans, sans antécédents personnels. — Un frère est mort de méningite en bas âge ; il a toujours été chétif. — Depuis un mois il maigrit beaucoup. La miction est difficile depuis 8 jours, l'enfant fait des efforts pour n'expulser que quelques gouttes d'urine. Une sonde à demeure est placée. — Elle fonctionne pendant quelques jours, puis elle est arrachée par le malade et il est impossible de la remettre en place.

L'enfant que je trouve à l'hôpital est chétif, maigre et pâle. — Rien d'anormal dans les organes thoraciques.

Le ventre est distendu ; il est facile de sentir sur la ligne médiane une tumeur globuleuse grosse comme une tête de fœtus qui dépasse l'ombilic de deux travers de doigt. C'est la vessie distendue ; le ventre est très sensible.

Le cathétérisme est impossible, il fait saigner le malade. Le toucher rectal montre une prostate énorme, transformée en une tumeur allongée saillante dans le rectum, à bord inférieur net ; le bord supérieur est trop élevé pour être atteint par le doigt.

Je fais une ponction vésicale. — Pendant 3 jours j'évacue la vessie régulièrement par la ponction. — Enfin le 10 octobre 1893, je pratique la cystostomie sus-pubienne sans ballon de Pétersen ; la vessie est distendue par de l'urine.

La décortication de la vessie est difficile. Le péritoine descend très bas derrière la symphyse.

Suture de la vessie à la peau, cette suture est possible dans toute l'étendue de la fistule.

11 octobre. — Température 38°. — La température n'a pas été prise avant l'opération.

12 octobre. — Température 37°5. — La température ne s'éleva plus et au bout de 8 jours le petit malade se leva. — L'état général s'améliora.

L'opéré est transporté à la Maison de secours (service

des incurables). — Au bout d'un mois la fistule, malgré la suture de la vessie à la peau, a des tendances à se fermer. — Il fut nécessaire d'y placer un bout de sonde à demeure, fixée sur la peau de l'abdomen par des fils collodionés, et *fermée* dans l'intervalle des mictions par un fausset en bois.

L'opéré succomba 3 mois après l'intervention, après avoir présenté des accidents d'occlusion intestinale dus au développement vers le rectum de la tumeur de la prostate.

Autopsie. — Autour de l'orifice hypogastrique entre la paroi et le péritoine quelques points de pus collecté gros comme une petite noisette. — Les anses intestinales sont très distendues. Dans la paroi postérieure de la vessie existe une tumeur allongée dans le diamètre vertical qui, partant de la prostate, s'avance sur une étendue de 8 centimètres. — Sa largeur est de 4 centimètres, pas de noyaux métastatiques, mais nombreux ganglions hypogastriques et lombaires.

Au microscope : sarcome à petites cellules.

V. — Epispadias congénital chez un petit garçon (avec 1 figure).

L'epispadias est une malformation congénitale d'une assez grande rareté. Baron, cité par Pousson, n'aurait trouvé que 2 cas d'epispadias contre 300 cas d'hypospadias. La lésion serait encore plus rare chez la petite fille.

Kirmisson dans sa longue pratique de chirurgie infantile et malgré le grand nombre de malades dont il dispose n'en a rencontré que 2 cas.

Ces considérations justifient l'observation que je vais relater et la photographie que j'en donne.

Il s'agit d'un petit garçon de deux ans et demi.

Henri H.... né à Savonnières-en-Perthois dans la Meuse qui nous fut adressé à l'hôpital civil de Nancy, le 3 septembre 1903.

Les parents sont bien portants, le père cependant présente un hypospadias balanique.

En examinant l'enfant, nous voyons que la verge est dépourvue de fourreau sur sa moitié supérieure. Le canal de l'urèthre qui se trouve sur sa face dorsale est remplacé par une gouttière qui commence au gland et va se perdre dans une espèce d'entonnoir placé audevant de la symphise.

A la partie inférieure du gland se trouve un repli cutané en forme de jabot qui n'est autre que le prépuce.

Le scrotum est normalement constitué, mais un peu petit.

Il renferme les deux testicules bien développés.

La verge est fendue d'un bout à l'autre. La fente est profonde, recouverte d'une muqueuse de couleur violacée, tandis que la muqueuse des corps caverneux est rosée.

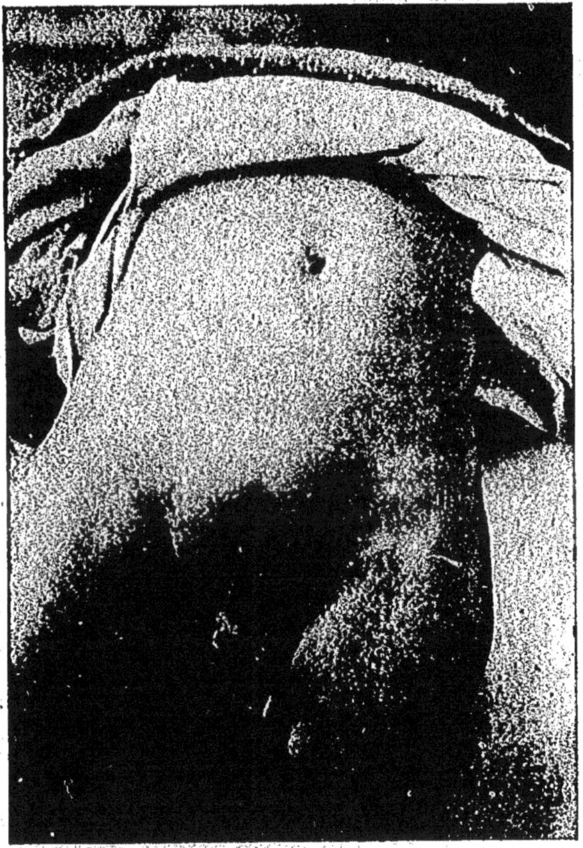

Fig. 11. — Epispadias (enfant de 2 ans 1/2).

En avant et au-dessous de la symphise qui est tout à fait intacte, la gouttière uréthrale et les corps caverneux qui la bordent s'enfoncent dans la profondeur par un orifice qui laisse pénétrer le petit doigt.

Une sonde arrive facilement dans la vessie par cette ouverture.

Entre la peau du prépuce et la partie inférieure du gland se trouve une petite cavité profonde en forme de nid d'hirondelle, qui contient du smegma solidifié qu'une pression un peu forte permet d'évacuer.

Le bourrelet cutané qui au niveau du pubis borde la verge fissurée est couverte de petites croutelles et de petites papulles rougeâtres dues à l'irritation qu'occasionne le passage de l'urine.

L'enfant n'a aucune incontinence d'urine, il est même déjà complètement propre pendant la nuit.

Lorsqu'on examine l'enfant sans exercer de traction sur sa verge, celle-ci semble absente et n'être remplacée que par un petit bouton situé profondément dans l'entonnoir que nous avons décrit et paraît constituer ainsi un deuxième ombilic.

Tandis que si l'on exerce une traction sur le repli cutané, vestige du prépuce, on extériorise pour ainsi dire la verge qui se présente alors sous la forme d'une gouttière, comme le montre fort bien la photographie que nous avons prise sur notre sujet.

L'enfant ne présente aucune autre malformation.

L'épispadias est quelquefois compliqué de fissure vésicale par conséquent d'abscence de sphincter et d'incontinence d'urine, et, l'exstrophie de la vessie n'en est que le degré extrême.

La pathogénie de cette malformation est très obscure, l'hypothèse qui nous paraît la plus plausible est celle qui a été émise par Guyon et qui semble satisfaire également Pousson et Kirmisson, elle consiste à voir dans l'épispadias un hypospadias retourné. La verge malformée ayant subi un mouvement de rotation autour de son axe.

L'existence d'un hypospadias chez le père de notre enfant donne d'ailleurs une certaine confirmation à cette hypothèse.

Les traitements préconisés pour ce genre de malformations ressemblent beaucoup aux traitements si nombreux et si variés qui ont été essayés dans l'hypospadias.

Le procédé bien connu de Duplay jouit du plus grand nombre de partisans.

Il consiste comme on sait à aviver les bords de la gouttière uréthrale en empiétant sur les corps caverneux et à les suturer, puis dans une deuxième opération à aboucher le canal ainsi restauré avec la vessie.

Le procédé que nous avons employé a plus d'analogie avec celui de Thiersch.

Dans un premier temps nous avons circonscrit les bords de l'entonnoir uréthral précédemment décrits par une incision courbe à convexité supérieure, nous avons décollé la demi-circonférence supérieure de cet entonnoir jusque sous la symphise en sectionnant le ligament suspenseur de la verge.

Celle-ci a pu être alors facilement attirée sur une longueur de 3 centimètres.

La demi-circonférence supérieure de l'entonnoir que nous avions décollé nous donna un lambeau dont la surface interne était muqueuse, la surface externe cruentée. Attirée en avant, elle venait recouvrir la gouttière uréthrale jusqu'au niveau du gland. Nous l'avons suturée dans cette position.

Un petit lambeau cutané pris à droite du pubis vint recouvrir la face cruentée du lambeau autoplastique. Le bord supérieur de l'incision curviligne primitive par laquelle nous avions décollé et séparé l'entonnoir uréthral fut attiré en haut vers le pubis, ce qui transforma l'incision curviligne en incision verticale que nous suturons.

Cette suture extériorisa notablement la verge qui devint proéminente. Cette manœuvre avait déjà été décrite par Kirmisson dans son *Traité des malformations congénitales*.

Pas de drainage, sonde à demeure.

Le jeudi 29 septembre nous fîmes la deuxième partie de notre opération qui consista à faire passer le prépuce sur le dos de la verge à travers une incision faite à sa base, ce lambeau fut suturé aux bords antérieurs du fourreau de la verge qui avait reconstitué la première opération.

Une sonde à demeure fut placée dans le canal ainsi complètement restauré.

La sonde à demeure fut retirée le 4 octobre.

Le résultat de l'intervention fut tout à fait satisfaisant malgré le jeune âge de l'enfant et l'exiguité des parties génitales.

V. — Traitement du paraphimosis.

Le paraphimosis est un accident que l'on a fréquemment l'occasion de soigner en chirurgie infantile.

Il est constitué comme on sait lorsque le prépuce refoulé en arrière du gland ne peut plus être ramené en avant. Il en résulte une turgescence du gland et en arrière de lui la présence du prépuce œdématié coupé de sillons transversaux.

La lésion abandonnée à elle-même guérit presque toujours après une longue période d'ulcération du gland et de suppuration du prépuce qui exceptionnellement peuvent amener des désordres étendus.

Dans tous les traités classiques on conseille, lorsque la réduction du gland n'a pu se faire au moyen du taxis (deux doigts d'une main refoulant le gland tandis que l'autre main ramène entre le pouce et l'index le prépuce en avant), de sectionner l'anneau préputial sur la sonde cannelée.

Cette manœuvre est inutile et très douloureuse.

Un procédé qui m'a toujours réussi même alors qu'il existait déjà des ulcérations dans le sillon préputial et que cinq et huit jours s'étaient écoulés depuis l'accident est le suivant :

Il consiste à enduire le gland et le prépuce de vaseline puis d'enrouler autour du gland et du prépuce œdématiés une bande en toile large de deux travers de doigt et longue de 1 mètre puis de comprimer légèrement avec les doigts la verge ainsi enserrée et d'attendre une minute ou deux, après cela on déroule la bande. Le gonflement du gland et du prépuce a considérablement diminué et la première tentative de taxis suffit pour remettre tout en ordre.

La vaseline n'a pas d'autre but que d'empêcher l'adhérence trop intime entre la bande de toile et la verge.

CHAPITRE VI

Rectum.

SOMMAIRE : I. De l'imperforation ano-rectale. — II. Fistule recto-vaginale chez une petite fille. — III. Tumeurs vermineuses chez l'enfant.

I. — De l'imperforation ano-rectale.

Le 16 mai de l'année 1893, on amena à l'hôpital civil de Nancy un enfant âgé de 48 heures qui n'avait pas rendu de méconium. C'était un petit garçon très fortement constitué, il urina au moment où je l'examinai, et les urines étaient claires. Le ventre était ballonné à l'excès, des vomissements de méconium étaient survenus depuis deux heures. En examinant la région anale, je constatai, au point où normalement doit se trouver l'anus, un renfoncement en forme d'entonnoir ; en en écartant les bords, je vis un petit trajet fistuleux qu'une fine sonde en baleine me montra être long de 1/2 centimètre. En plaçant le doigt dans l'entonnoir, on ne sentait aucune impulsion pendant les cris de l'enfant ; il s'agissait donc probablement d'une absence complète du rectum.

L'enfant ne présentait aucune autre malformation, et était très fort, comme je l'ai dit tout à l'heure. Je résolus d'aller séance tenante à la recherche de l'ampoule rectale et de la suturer au pourtour de l'orifice anal avivé. Secondé par l'interne de garde, je fis une incision le long du raphé médian, allant de la racine des bourses à la pointe du coccyx en passant au milieu de l'entonnoir anal. Cette incision avait une largeur de 4 centimètres. Immédiatement au-dessous de la peau, je tombai sur des *faisceaux de fibres musculaires*, à direction antéro-postérieure, c'étaient les fibres du sphincter externe. Après les avoir traversées, en respectant leur intégrité autant que possible, je trouvai du tissu cellulaire assez peu dense que je sectionnai au bistouri et que je dissociai avec la sonde cannelée. Pendant ce temps, en jetant un coup d'œil sur la verge, je vis sourdre à travers le méat une gouttelette de méconium. Les urines, je l'ai dit, étaient claires, et les parents n'avaient vu à aucun moment la plus minime quantité de matières émise avec les urines. J'introduisis une sonde (n° 10) dans la vessie, cette sonde vint buter contre le doigt que j'avais introduit dans le trajet rectal nouvellement formé, elle n'en était séparée que par la paroi vésicale très épaisse d'ailleurs. La vessie n'était pas distendue du tout. Après cet incident, je continuai mes travaux de canalisation rectale ; à aucun moment, je ne trouvai cette corde fibreuse dont parlent les auteurs qui relierait l'anus à l'ampoule rectale ; et qui serait, suivant quelques-uns, le vestige d'une rectite oblitérante intra-utérine. J'arrivai à une profondeur de 6 centimètres, et toujours je ne sentais pas la moindre impulsion rectale pendant les cris de l'enfant. La perte de sang était nulle.

L'ampoule rectale restant introuvable j'interrompis mon opération.

Deux procédés me restaient pour donner issue au méconium : ou bien *ouvrir la vessie* du côté de mon trajet rectal et la chose était facile à exécuter, puisqu'un coup de ciseaux eût suffi pour ouvrir le réservoir urinaire de ce côté-là ; ou bien faire un *anus artificiel*, un anus iliaque. Je n'hésitai pas longtemps entre ces deux modes d'intervention. Le premier était tout à fait illogique, car la vacuité relative de la vessie, et cette circonstance que, depuis 48 heures, une gouttelette seulement de méconium avait été émise par le méat, me montraient du reste qu'entre la vessie et l'intestin, la communication était très étroite, et tout à fait insuffisante pour un écoulement complet du méconium. De plus, je considérai cette formation d'un cloaque, ce passage des matières fécales dans la vessie comme absolument contrïndiqué.

Bref, j'établis un anus iliaque sur une anse intestinale que je rencontrai derrière mon incision abdominale anse striée de gros vaisseaux que je considérais être le côlon. Il s'écoula de l'abdomen une grande quantité de liquide ascitique, légèrement trouble, au moment où j'incisai le péritoine. Dans la plaie anale, j'avais préalablement bourré de la gaze iodoformée.

L'enfant supporta bien l'intervention : on le ramena les jours suivants ; il se portait bien.

Deux mois après, les parents apportèrent de nouveau l'enfant, qui était élevé au biberon, il vivait encore, buvait beaucoup, les matières sortant par l'anus iliaque étaient normales, mais sa figure était pâle et maigre, et ressemblait à celle d'un enfant atrepsique. Tout autour de l'anus iliaque, à peine une légère rougeur de la peau.

Jamais la moindre parcelle de matières fécales n'avait plus été évacuée par les urines, l'abouchement anormal s'était donc fermé.

Si je m'en tenais aux préceptes classiques, je pourrais me féliciter de ce résultat. — Pôtherat, qui a fait dans l'ouvrage de Duplay et Reclus une des études françaises les plus récentes sur cette question, dit : « Souvent après avoir cherché l'ampoule rectale par le périnée on devra renoncer à l'atteindre et changer de route et de méthode pour établir immédiatement un anus artificiel par la voie abdominale. » (T. VII, p. 166.) La plupart des chirurgiens regardent même l'abouchement vésical, lorsqu'il est démontré avant l'intervention, comme une contre-indication absolue à la recherche du rectum par le périnée et conseillent l'établissement de l'anus contre nature. M. le professeur Heydenreich dans un cas de ce genre fit la taille sus-pubienne, mais dans cette observation la vessie communiquait largement avec l'intestin.

La même opinion est formulée dans l'excellent ouvrage de pathologie externe de MM. Gross, Rohmer et Vautrin, t. II. p. 866. « Un examen méthodique indiquera s'il reste des chances d'établir un anus normal, ou bien s'il faut recourir à une opération palliative à l'anus contre nature » ; et plus loin, p. 869 : « Le rectum est-il absent ? il ne faut plus songer à la voie périnéale ; une seule méthode s'impose, c'est l'anus contre nature. »

Malgré cela, ces idées encore classiques sur le traitement de l'imperforation ano-rectale ne semblent pas être à la hauteur de ce que l'on peut attendre de la chirurgie moderne. Tout d'abord il est une question que l'on peut poser; Est-il permis d'établir un anus contre nature dans un cas d'absence du rectum ? L'anus contre nature n'est qu'une opération palliative, à laquelle on se résout par découragement, c'est un pis-aller, une opération qui ne donne aucun résultat durable, et conserve momentanément la vie aux enfants pour les doter d'une infirmité repoussante qui tôt ou tard d'ailleurs les emportera. Saint-Germain, dans un langage quelque peu dramatique, s'exprime en ces termes au sujet de l'anus iliaque (*Revue mensuelle des maladies de l'enfance*, 1888, n° 8) : « Je considère cette situation comme intolérable. Je refuserais énergiquement de faire subir cette opération à un de mes enfants ; et si j'avais jamais été dans ma prime jeunesse, et pour mon malheur, la victime d'une pareille intervention, je crois que je consacrerais ma vie à tirer vengeance du chirurgien qui m'aurait imposé une existence aussi misérable. »

Il semble, en effet, indiqué de faire courir aux nouveau-nés atteints d'imperforation, de plus grands risques opératoires dans l'espoir d'en faire des êtres normaux, aptes à la vie sociale.

Mais si nous effaçons l'anus iliaque du nombre des opérations que l'on est en droit d'exécuter pour les absences de rectum, quelles sont les interventions qui restent à notre disposition et comment rétablirons-nous un abouchement normal du gros intestin ?

Anders, chirurgien de l'hôpital des enfants (Sainte-Elisabeth), de Saint-Pétersbourg, discute dans un long travail dans les Archives de Langenbeck (Bd XLV, Hft 3, p. 489) les différentes opérations de l'imperforation anale et conclut à la nécessité de l'opération périnéale dans tous les cas. Les indications bibliographiques de son mémoire nous ont été très utiles pour la rédaction des considérations qui suivent :

Tout d'abord, il est utile de nous rendre compte des

dimensions de l'espace dans lequel il faudra opérer. Ces dimensions ont été étudiées avec soin dans une thèse de Lyon par Maître (Contribution à l'étude des imperforations ano-rectales, Lyon, 1887). Entre la racine du scrotum et la pointe du coccyx il y a, chez le nouveau-né, 4 centimètres ou 4 centimètres 1/2 chez le garçon ; chez la petite fille, entre la commissure postérieure et le coccyx, 4 centimètres. D'une tubérosité des ischions à l'autre, il y a 2 à 3 centimètres. Trois centimètres me semblent être le chiffre le plus exact. L'espace dans lequel on opérera sera donc un losange ayant comme diagonales 4 et 3 centimètres. Ajoutons encore que la distance du coccyx ainsi que de l'anus à l'angle sacro-vertébral est de 5 à 6 centimètres. Le cul-de-sac vésico-rectal est à 3 centimètres de l'anus ; le cul-de-sac recto-utérin à 2 centimètres 1/2.

D'après mes propres recherches qui ont porté sur cinq cadavres masculins de nouveau-nés provenant de la Maternité de Nancy, ces chiffres seraient trop élevés ; j'ai toujours trouvé le cul-de-sac vésico-rectal à 2 centimètres de l'anus, en prenant comme point de repère la ligne de démarcation entre la muqueuse anale et la peau. Quant à la distance entre cette même ligne et l'angle sacro-vertébral chez le petit garçon, elle est de 6 centimètres et demi.

Remarquons cependant que ces dimensions ne sont pas celles que l'on rencontre dans les cas de malformation ; ainsi la distance entre les deux tubérosités n'était que de 2 centimètres 1/2 dans notre cas, tandis que la hauteur à laquelle on atteint le cul-de-sac péritonéal est plus considérable ; à 6 centimètres de profondeur, nous ne l'avions pas encore atteint.

Je ne m'arrêterai pas à la technique opératoire de la

rectoplastie dans les cas simples. Cette opération, indiquée par Dieffenbach en 1828, fut exécutée pour la première fois par Amussat ; il est essentiel de suivre la concavité du coccyx, puis du sacrum, le tissu cellulaire que l'on rencontre peut être dense ou lâche, l'hémorrhagie est variable, dans notre cas, elle fut nulle. Une précaution que je crois utile consiste à introduire une sonde n° 10 ou 12 de la filière Charrière dans la vessie ou dans le vagin chez la petite fille de façon à s'en servir comme de point de repère, et d'éviter de laisser en avant du champ opératoire l'ampoule rectale, accident qui me paraît, d'ailleurs peu fréquent. Lorsqu'après un trajet de 5 ou 6 centimètres, de 8 à 9, comme certains opérateurs ont dû le creuser, on trouve l'ampoule rectale (je ne m'occupe que des cas difficiles), on la libère, puis avec un trocart on la vide. Ce temps dure toujours une demi-heure ou même davantage ; ce répit a l'avantage de laisser reposer l'enfant. L'intestin vide, on ferme l'orifice du trocart au moyen d'une pince à forcipressure, on déterge avec soin par une solution antiseptique le trajet rectal souillé, puis on dégage l'ampoule intestinale de ses adhérences et on l'amène au pourtour de l'anus auquel on la suture soigneusement, en évitant toute traction, en faisant au besoin des incisions libératrices sur le pourtour de la peau de l'anus que l'on invagine.

Si, dans cette marche ascendante vers l'ampoule rectale, l'espace venait à manquer, il serait nécessaire de s'attaquer au coccyx, de le réséquer ou au moins, vu l'extrême élasticité de son articulation sacrée, de le recliner fortement en arrière. Verneuil l'aurait extirpé cinq fois en pareille occurence sans inconvénient aucun pour le nouveau-né.

Dans les cas complexes, lorsqu'après un forage de 6 centimètres l'intestin n'apparaît pas, il ne faut pas, comme le précepte en est encore aujourd'hui universellement donné, abandonner la partie et établir un anus iliaque. Il faut, au contraire, continuer ce travail de mine, peu agréable sans doute pour les chirurgiens qui ont en horreur ces manipulations souterraines, perforer le péritoine, s'il est rencontré avant l'intestin, et aller à travers la perforation à la recherche de l'extrémité inférieure du côlon. Cette opération porte dans la chirurgie allemande le nom d'opération de Stromeyer, du nom de son inventeur qui ne l'exécuta d'ailleurs jamais.

Le côlon atteint, on l'attirera en le libérant prudemment ; le plus souvent, cet acte est facile, car l'extrémité du côlon est libre, il flotte au bout d'un mésocôlon assez extensible. C'est une erreur classique que de supposer le côlon descendant à son insertion sur le rectum dépourvu de méso ; dans la majorité des cas le méso existe jusqu'au niveau de la symphyse sacro-iliaque gauche.

L'opération de Stromeyer a été exécutée deux fois au moins. La première fois par Leisrinck (*Deutsche Zeitschrift für Chirurgie*, 1872, Bd. I). Le rectum manquait complètement, l'anus existait sur une longueur d'un demi-centimètre. Le péritoine fut perforé, l'intestin attiré par cette perforation, ouvert, puis suturé au pourtour de l'orifice anal. Quinze jours après l'enfant se portait parfaitement.

La seconde opération fut faite par Anders, d'après la méthode de Stromeyer, sur un enfant de 3 jours, en 1881. Le gros intestin fut suturé autour de l'anus. Trois semaines après l'enfant se portait très bien.

Dans une opération précédente par le même procédé,

Anders avait vu l'enfant, âgé d'un jour seulement, succomber au collapsus 48 heures après. A l'autopsie il n'y avait pas trace de péritonite.

Si, malgré un trajet de 8 à 9 centimètres, on n'atteint pas le cul-de-sac péritonéal, ou si, l'ayant perforé, on ne parvient pas à attirer l'extrémité inférieure de l'intestin, quelle sera la conduite à tenir ?

Pour ces cas, les plus difficiles sans contredit, Macleod (un auteur anglais) a conseillé (*Brit. med. journ.*, oct. 1880, II, p. 157. Case of d'imperforate rectum with a suggestion for a new method of treatment) de faire séance tenante la laparotomie médiane, de perforer de haut en bas le cul-de-sac péritonéal et d'introduire dans cette perforation l'extrémité de l'intestin que l'on attire ensuite au périnée et que l'on suture.

Dans ce cas le rectum fait totalement défaut, et l'ampoule que l'on recherche ou plutôt le cul-de-sac intestinal est situé à gauche du promontoire. Elle fait partie de l'S iliaque, Elle a un méso très étendu, et dans toutes mes recherches anatomiques, portant, il est vrai, sur des nouveau-nés sains, l'S iliaque était facilement mobilisable et présentait une amplitude d'excursion telle qu'il était facile, sans traction, de l'amener de la fosse iliaque gauche dans la fosse iliaque droite. A plus forte raison sera-t-il possible et même aisé d'amener le cul-de-sac iliaque à travers le périnée jusqu'au pourtour de l'orifice anal.

En 1888, Hadra (cité par Anders) fit cette opération. Après avoir en vain essayé d'ouvrir le péritoine par l'incision périnéale, il ouvrit le ventre à gauche, perfora le cul-de-sac péritonéal, y fit passer l'extrémité du côlon et la sutura au pourtour de l'anus. L'enfant supporta très bien cette intervention, mais il mourut le quatrième jour, étouffé dit l'auteur, par le passage d'une certaine quantité de lait dans le larynx.

Toutes ces observations montrent la possibilité de rétablir l'état normal, d'exécuter la rectoplastie dans tous les cas sans exception, quelque compliqués qu'ils soient, et l'inutilité de recourir à l'anus iliaque.

Sans doute, lorsque après 6 ou 7 centimètres on ne rencontre pas le gros intestin, lorsqu'il est nécessaire de perforer le cul-de-sac péritonéal, ou même de pratiquer la laparotomie pour amener l'ampoule intestinale au périnée, il s'agit là d'opérations graves qui mettent la vie des enfants en un sérieux danger, mais c'est là le seul moyen de transformer avec quelque chance de succès des êtres nés non viables en individus capables de jouir de la vie sociale, ce que ne peut faire l'anus iliaque, alors même que l'existence serait assurée par cette intervention (1).

Il est facile de prévoir une objection, c'est que l'on pourrait provisoirement assurer l'existence par un anus iliaque, quitte à rétablir plus tard le cours normal des matières par la rectoplastie. C'est là une éventualité sur laquelle il ne faut point compter. Si la découverte du rectum (et il est bien établi qu'il faut toujours, et tout d'abord rechercher cet organe par le périnée) a été impossible, il en sera de même plus tard. L'intervention sera encore bien plus difficile, il faudra opérer dans des tissus cicatriciels, de plus l'intestin fixé à la paroi abdominale présentera un obstacle en plus pour la descente de l'ampoule vers le périnée, la rendra même impossible. Mais

(1) Rochard.— (in *Gazette des hôpitaux*, 1862 p. 159) rend compte de cinq cas qu'il a pu recueillir et dans lesquels des enfants nés avec des imperforations auraient vécu pendant plusieurs années avec un anus iliaque.

ce sont là des considérations qui presque toujours n'auront plus à préoccuper le chirurgien, parce que dans l'immense majorité des cas l'enfant aura succombé avant que la question d'une seconde opération ait pu se poser.

Je ne mentionnerai qu'en passant le procédé qui consiste à établir un anus iliaque sur le côlon, puis à introduire une grosse sonde dans l'orifice abdominal et à pousser l'intestin vers le canal que l'on aura préalablement creusé au périnée ; c'est là une opération aveugle, dangereuse et illogique ; ses inconvénients sont assez évidents pour qu'il ne soit pas nécessaire d'y insister.

Jusqu'ici je n'ai pas parlé des cas qui, comme le mien, sont compliqués de l'abouchement anormal de l'intestin dans la vessie ou l'urèthre, ou bien dans le vagin. Remarquons ici que dans notre observation la fistule vésico-intestinale se ferma spontanément après l'anus iliaque : les parents ne remarquèrent plus aucune gouttelette de matières dans les urines.

Malgré la complication de l'abouchement anormal, il faut exécuter la rectoplastie telle que nous l'avons décrite. Dans un cas de communication avec la vessie, par un trajet étroit, Hadra ne se préoccupa nullement de ce trajet et fit la rectoplastie après laparotomie.

Anders conseille de rechercher l'ampoule rectale comme si l'abouchement anormal n'existait point, de décoller ensuite l'intestin d'avec la vessie et de fermer cette dernière par quelques sutures. Quand l'abouchement se fait par un canal long et mince vers l'urèthre, il est même inutile de s'en préoccuper.

Dans les cas d'abouchement vaginal, la conduite devra encore être la même ; la fistule se fermera toute seule dès que l'intestin sera suturé à l'anus et se videra facilement.

Quand la communication est large, l'opération de la rectoplastie n'est pas urgente, mais il est préférable de rétablir l'état normal le plus tôt possible.

La conclusion que je voudrais pouvoir tirer de ce travail est que, placé devant un cas d'atrésie ano-rectale, le chirurgien ne doit qu'avoir un seul but, rétablir l'état normal par la rectoplastie, dût-il pour cela perforer les culs-de-sac péritonéaux ou pratiquer la laparotomie.

Malgré la gravité de ces interventions, les petits malades peuvent guérir radicalement, tandis qu'une intervention moins hardie, alors même qu'elle leur conserverait l'existence, ce qui n'est pas, dans l'immense majorité des cas, n'en fera jamais das êtres capables de prendre part à la vie sociale.

II. — Fistule recto-vaginale chez une petite fille de six ans.

Les fistules recto-vaginales chez la femme adulte, sans être très fréquentes, se rencontrent néanmoins de temps à autre dans les services gynécologiques. Un pessaire oublié, un accouchement laborieux, l'ouverture d'un abcès à la fois dans les deux conduits, une intervention chirurgicale, se trouvent tour à tour dans leur étiologie.

Il n'en est pas de même chez la petite fille, chez laquelle toutes les causes que nous venons d'énumérer sont inconnues.

Chez l'enfant, la fistule recto-vaginale peut constituer une malformation congénitale, une complication heureuse, on peut le dire, dans l'imperforation ano-rectale. La littérature médicale est assez riche en observations de ce genre, et nous avons eu dans le courant de l'année dernière à traiter un enfant ayant cette malformation congénitale.

Mais si nous faisons abstraction de ces cas d'atrésies congénitales, nous ne trouvons plus aucune trace de cette lésion dans la bibliographie. C'est ce qui nous a déterminé à relater la singulière observation de fistule recto-vaginale chez une petite fille de 6 ans que nous avons eu à traiter à l'hôpital civil de Nancy.

Fistule recto-vaginale chez une jeune fillette de 6 ans. Opération. Guérison.

Berthe P..., âgée de 6 ans, est amenée à l'hôpital civil de Nancy le 1er septembre 1896. Ses parents nous racontent qu'à l'âge de 4 ans elle est tombée d'une chaise tenant en main une petite cuiller à café, et que, dans sa chute, par un hasard malheureux, le manche de la cuiller pénétra dans le vagin. Il fut retiré aussitôt, mais une abondante hémorrhagie se produisit.

Au bout de quelques jours, les matières fécales liquides passaient par le vagin, tandis que le rectum restait le passage des matières dures. Petit à petit, le vagin seul déversa les fèces. C'est alors, 4 mois après l'accident, que les parents consultèrent un médecin, qui constata une communication large entre le vagin et le rectum et sutura l'orifice. L'opération échoua et la fistule persista.

A son entrée à l'hôpital, la petite fille, qui est assez forte pour son âge, perd toutes ses matières par le vagin ; ce dernier est béant. En plaçant une petite valve de spéculum le long de sa paroi supérieure, nous apercevons sur sa paroi postérieure un orifice largement perméable pour l'index. Cet orifice fait communiquer le vagin avec le rectum. La muqueuse rectale fait hernie sous forme d'un bourgeon rouge, plissé transversalement et animé de mouvements vermiculaires.

Les bords de la fistule sont cicatriciels, son orifice n'est pas circulaire, mais en forme de demi-lune ; en arrière, la paroi recto-vaginale fait une saillie. En saisissant cette saillie, je parviens, sans trop d'efforts, à l'abaisser et à couvrir ainsi la fistule. La distance entre l'anus et la fistule est de 3 centimètres. Toutes les matières passent par le vagin, mais les bords de la vulve ne sont pas notablement irrités par l'écoulement.

Le 9 septembre, je me décide à intervenir ; purgation et lavement préalable. Chloroformisation. Le champ opératoire est mis en évidence par une valve de spéculum placée sur la paroi supérieure du vagin. J'attire le bord supérieur de la fistule, sorte de lambeau flottant qui, comme une opercule, vient fermer l'orifice ; la muqueuse rectale étant préalablement repoussée. J'avive largement les parties et je fais la suture avec 6 fils de soie. La ligne de suture a une direction perpendiculaire à l'axe du vagin. Dans le rectum, je place un drain que je fixe par deux fils passés dans la peau de l'anus. Lavages journaliers du vagin. Le drain est expulsé dès le 2e jour.

Après 5 jours, je constate que les fils ont coupé et que l'échec de l'intervention est complet.

Trois semaines après, nouvelle opération. Cette fois-ci, je change mon procédé et je dédouble la cloison recto-vaginale tout autour de la fistule, sur une étendue de 1 à 2 centimètres. J'obtiens ainsi deux lambeaux uniquement vaginaux, l'un à droite, l'autre à gauche de l'orifice, et le dépassant, en arrière vers la matrice, et en avant vers la vulve. Je fais la suture, qui est très difficile à cause de l'exiguïté du champ opératoire. Je suture avec l'aiguille à intestin de Chaput. Je place 5 fils sur la fistule et *2 fils à distance dans le vagin pour prévenir tout tiraillement de la suture*. La suture, cette fois-ci, a une direction antéro-postérieure, parallèle à l'axe du vagin. Ce dernier est notablement rétréci par l'intervention. Dans le rectum, je mets de nouveau un drain, que je fixe comme précédemment.

Après 7 jours, j'enlève les fils. La suture a tenu : aucune matière liquide ne passe plus par le vagin. Les selles se font normalement par l'anus. A ce moment, je quitte le service, et l'enfant rentre chez elle au bout d'une semaine sans que les matières aient reparu dans le vagin.

Cette observation de gynécologie infantile présente

un certain intérêt. Les fistules recto-vaginales de l'enfance sont exceptionnelles, comme je l'ai déjà indiqué, et dans la bibliographie je n'ai trouvé aucun cas similaire. Les traumatismes de la région périnéale produisent des déchirures du pourtour de l'anus et de la vulve, mais jamais de fistule recto-vaginale. Il a fallu cet événement réellement extraordinaire de l'empalement de l'enfant sur sa cuiller pour amener l'énorme perte de substance de la cloison recto-vaginale que nous venons de décrire.

La fistule, comme siège, rentrait dans la 2e classe des fistules recto-vaginales que l'on admet en clinique : elle n'était ni recto-vulvaire, ni recto-vaginale supérieure, mais recto-vaginale moyenne, étant distante de 3 centimètres de l'anus. Elle n'avait aucun trajet intrapariétal, mais le rectum et le vagin s'abouchaient largement et directement. La muqueuse rectale se herniait dans le vagin et obturait partiellement la fistule.

Une première tentative de fermer la fistule par simple avivement échoua. J'attribue cet échec à la proximité de l'intestin et à l'infection de la plaie qui en est résultée ; les matières affleuraient la muqueuse rectale.

Dans la deuxième intervention, qui fut suivie de succès, j'eus soin de séparer complètement et largement le vagin d'avec le rectum en dédoublant la cloison recto-vaginale dans tout le voisinage de la fistule, sur une étendue de 1 à 2 centimètres. Les mouvements de reptation de la muqueuse rectale ne pouvaient plus, après la suture, tirailler les fils. De plus, la distance entre l'intestin et la plaie était suffisante pour diminuer les chances d'infection ; enfin la direction de la ligne de suture et la présence de deux fils de soutien sur le vagin neutralisaient les tractions dues aux fibres du sphincter anal. Une précaution importante dans la technique de ces réparations m'a semblé être le drain placé dans le rectum : il permet l'évacuation facile des matières liquides qui, ainsi, ne baignent pas la ligne de suture et n'exercent sur elle aucune pression. Les gaz également sont expulsés tout naturellement et ne viennent plus s'insinuer entre les fils pour les disjoindre. Dans la première intervention, le drain fut rejeté dès le 2e jour, et cet accident eut sa part dans l'échec de la suture.

Quoi qu'il en soit, la fermeture des fistules recto-vaginales est une opération excessivement laborieuse, qui lasse souvent la patience du chirurgien et, quelquefois, celle de la malade. La difficulté de ces interventions, grande chez l'adulte, était encore aggravée, dans le cas présent, par l'exiguïté des parties ; aussi me semble-t-il utile de résumer dans les lignes suivantes les précautions qui m'ont semblées capitales pour la réussite de cette opération :

I) Avivement large de la fistule par dédoublement de la cloison recto-vaginale, et suture du vagin, sans toucher au rectum, que l'on éloigne de la ligne de suture ;

II) Fils de soutien placés à distance de la plaie pour empêcher tout tiraillement de la ligne de suture ;

III) Enfin drain dans le rectum pour obvier à la stagnation des matières liquides et à l'action des gaz.

Tels nous semblent être les 3 facteurs importants de la guérison, dans les cas de fistule recto-vaginale analogues à celui que nous avons eu à traiter.

III. — Des tumeurs vermineuses chez les enfants. — Un cas d'abcès vermineux essentiel de l'anus dû à des oxyures, chez un petit garçon.

Les vers intestinaux ne sont pas considérés par la majorité des auteurs comme pouvant amener des lésions suppuratives des parois de l'intestin et sa perforation.

Sans parler du ténia solium dont l'innocuité à ce point de vue est hors de conteste, nous n'envisagerons que l'action de l'ascaris lombricoïde et de l'oxyure vermiculaire.

Le lombric a été souvent rencontré dans les lésions que l'on est convenu d'appeler tumeurs vermineuses ou abcès vermineux. Le siège de ces phlegmons est généralement la paroi abdominale, ou bien encore et plus rarement un foyer de péritonite enkystée.

Davaine (in *Traité des entozoaires*, 2e édition, 1877) a étudié toutes les observations se rapportant à des productions de ce genre, et il refuse aux lombrics le pouvoir de traverser la muqueuse intestinale, de dissocier les fibres musculaires et de perforer la séreuse. Pour lui, l'intestin était malade par suite d'une lésion antérieure et indépendante de la lombricose, il était déjà perforé, et c'est à travers cette perforation préexistante que les vers ont émigré dans les points où on les a rencontrés.

Lorsque les ascarides sont trouvés dans des abcès qui semblent complètement isolés de l'intestin, Davaine explique ce fait en disant qu'ils sont sortis de leur habitat normal par une perforation ancienne et que, par un trajet fermé depuis, ils sont arrivés sous la peau où ils ont provoqué la formation d'une collection purulente.

Leuckart (in *Die menschlichen Parasiten*, Heidelberg, 1876) croit que les lombrics peuvent jouer un rôle dans la perforation de l'intestin, par suite de la pression continue de leur tête sur un point immobilisé de l'intestin. Un abcès s'ensuivrait, puis une destruction de la paroi intestinale.

Il ne semble pas cependant que l'on puisse établir sur des faits probants et ne prêtant nullement à la critique, que des lombrics puissent perforer la muqueuse intestinale SAINE et provoquer des abcès en dehors de ce conduit.

La question a été tout récemment reprise par Variot (in *Journal de la clinique infantile*, 13 février 1897) à l'occasion d'un cas de péritonite suppurée mortelle par perforation consécutive à de la lombricose intestinale chez l'enfant. Sans se prononcer nettement, l'auteur semble cependant admettre l'action térébrante des lombrics; il termine en disant : « Tous les pédiatres reconnaissent que des abcès vermineux peuvent se développer chez les enfants, surtout au voisinage de l'ombilic. Les lombrics qui sortent avec le pus lorsque l'on ouvre ces abcès, ont certainement perforé l'intestin. »

Remarquons toutefois que dans l'observation citée les lombrics se trouvaient dans l'intestin grêle, et les perforations sur le gros intestin; mais un vers nageait dans le pus de la péritonite.

Zotoff a présenté à la Société médico-chirurgicale de Pétersbourg (voir *Journal de clinique infantile*, 11 mars 1897) l'observation d'une fillette de 3 ans ayant eu des phénomènes d'obstruction intestinale provoqués par les lombrics. Il en compta 500 à l'autopsie. Deux grosses perforations existaient au niveau d'un des pelotons d'helminthes. La muqueuse intestinale était hyperhémiée et ulcérée sur toute son étendue.

Dans la discussion qui suivit cette communication, l'auteur attribue la perforation à la compression exercée par les masses de lombrics sur la paroi intestinale. Le professeur Lebedeff rejette cette interprétation, car on voit, dit-il, des masses stercorales plus dures et plus volumineuses qu'un paquet de lombrics mous ne jamais produire de perforation. Pour lui, il y a eu d'abord une inflammation de la paroi qui a occasionné la nécrose. — Le docteur Yvanoff estime que cette perforation s'est produite à la faveur d'une entérocolite pré-existante, provoquée par le liquide corrosif élaboré et excrété par les lombrics et la réunion des vers en pelotons n'a fait que favoriser par sa compression la perforation finale.

Pour notre part, nous avons pu observer deux cas de lombricose, avec, consécutivement, de la péritonite par perforation, et la présence de vers dans le péritoine, l'un à l'hôpital civil et l'autre à l'hôpital militaire de Nancy. Chaque fois la muqueuse intestinale était congestionnée et ecchymotique sur une étendue plus ou moins grande, mais toujours les perforations avaient leurs bords nets et taillés à pic.

Nous serions assez tentés d'admettre que la pathogénie de ces péritonites suppurées par perforation d'un intestin contenant des lombrics, et passage de ces vers à travers la perforation est la suivante :

Les vers intestinaux, lorsqu'ils sont nombreux, produisent dans certaines conditions une irritation de l'intestin accompagnée même de phénomènes généraux.

Nous n'en donnerons comme exemple que les cas d'helminthiase à forme dysentérique publiés par Sabrazès de Bordeaux et Vidal (*Semaine médicale*, 9 juin 1897), et d'autres cas de lombricose à forme typhoïdique publiés il y a très peu de temps, et dans lesquels, après évacuation des vers, la guérison s'est immédiatement effectuée. (Fauchon. *Lombricose à forme typhoïde*. Thèse Paris, 1897.)

Quant à la cause immédiate de cette irritation, de cette entérite, est-elle due, comme le veut Yvanoff, à des produits caustiques sécrétés ou excrétés par les lombrics ou bien la présence de ces parasites met-elle la muqueuse intestinale en état d'infériorité dans sa défense contre les germes infectieux, hôtes habituels du tractus intestinal ? il m'est difficile de me prononcer.

Quoi qu'il en soit, il me semble assez général qu'un intestin habité par des helminthes est congestionné et même ulcéré.

Dès lors, rien de plus probable que les lombrics puissent s'insinuer dans la muqueuse déjà ramollie ou sphacélée et par leur pression rendre complète une perforation déjà largement amorcée.

Si la discussion est encore ouverte au sujet de la genèse des abcès vermineux dus aux lombrics, aucune observation tout à fait inattaquable n'ayant été fournie par les auteurs, il n'en est pas de même de l'abcès occasionné par les oxyures, que nous avons eu l'occasion de rencontrer chez un petit malade entré à l'hôpital civil de Nancy, au mois d'août dernier. Voici cette observation :

Abcès vermineux essentiel dû à des oxyures.

Charles Mid..., 11 ans, de Nancy, est amené à l'hôpital civil de Nancy pour une petite tumeur siégeant dans le pli interfessier près de l'anus. Cette petite tumeur a débuté il y a huit jours en occasionnant des douleurs modérées et un peu de fièvre.

A l'examen de la région fessière nous apercevons une petite saillie du volume d'une noix, située à 3 centimètres de l'anus, dans le pli interfessier. Le sommet de la tumeur est rougeâtre, les bords jaune cuivré ; la base est indurée et empiète sur les fesses. Nulle érosion sur la peau. La pression est douloureuse. En déplissant la muqueuse anale nous découvrons deux oxyures vermiculaires longs de 2 centimètres et demi chacun et très vivaces.

En introduisant un doigt dans le rectum et en plaçant l'index de l'autre main sur la tumeur interfessière, nous constatons nettement la fluctuation, la tumeur liquide semble affleurer la peau mais être éloignée du rectum.

Nous pensons à un abcès péri-anal et nous l'incisons du côté de la peau sur sa partie la plus saillante, après anesthésie locale au chlor-éthyle.

Grande fut notre surprise et celle des élèves du service en voyant s'échapper de l'incision des quantités énormes d'oxyures pelotonnés sur eux-mêmes, mais se déroulant rapidement et se démenant avec une vitalité extraordinaire dans le pus de l'abcès, dont la quantité peut être évaluée à un demi-verre à bordeaux. L'interne compta 60 de ces vers, mais il s'arrêta bien avant la fin de cet exode extraordinaire.

Je pensai qu'il devait exister une communication large entre l'abcès et la cavité rectale, communication que le toucher ne m'avait pas révélée. J'examinai donc minutieusement au spéculum ani (spéculum grillagé) la muqueuse rectale. Elle était rouge, présentait par places un piqueté hémorrhagique ; je déplissai la muqueuse rectale avec une minutie et une patience assidues, pensant trouver un orifice, mais en vain. Au niveau de plusieurs de ces points ecchymotiques existaient de petites ulcérations peu profondes dans lesquelles le stylet pénétrait à un ou deux millimètres. Ces petites anfractuosités existaient aussi bien sur la paroi antérieure que sur la paroi postérieure de l'intestin. Dans le cours de cette exploration, plusieurs oxyures arrivèrent dans le champ d'observation du haut du rectum. Une sonde cannelée introduite dans l'abcès, et un doigt dans le rectum, nous pûmes nous convaincre qu'il y avait entre les deux cavités une épaiseur d'au moins deux centimètres.

L'abcès fut lavé au sublimé et drainé. Guérison au bout de six jours. Le malade prenait tous les jours deux lavements de 250 grammes chacun de liqueur de van Swieten dédoublée. Après une semaine de ce traitement, les oxyures du rectum semblaient avoir disparu ; mais un examen au spéculum en fit découvrir encore quelques-uns dans l'intestin. De nouveaux lavements au sublimé en vinrent à bout après cinq autres jours.

Ce malade nous raconta, et la mère confirma ses dires, que depuis plusieurs mois il était tourmenté par les démangeaisons nocturnes occasionnées par les parasites. Il aurait donné les vers à deux de ses frères avec qui il couchait, ainsi qu'à sa mère ; un enfant de deux ans, seul, en est resté indemne.

Au moment de la sortie du malade, nous avons encore une fois examiné au spéculum le rectum. Le piqueté hémorrhagique a disparu et les petites ulcérations se sont comblées.

Trois jours après le départ de ce garçon, un malade de la même salle, opéré d'anus contre nature pour tumeur du rectum, nous montre sur sa plaie plusieurs oxyures. C'est la première fois qu'il aperçoit ces vers ; il est opéré depuis plus d'un mois. Il nous raconta que le jeune Mid..., pendant son séjour à l'hôpital, avait plusieurs fois touché sa plaie et aidé à son pansement.

Cette observation d'abcès vermineux dû à des oxyures présente de l'intérêt à plus d'un point de vue.

Tout d'abord elle est la seule observation publiée à notre connaissance d'abcès reconnaissant cette origine parasitaire. Aucun des auteurs qui ont traité cette question des entozoaires chez les enfants : Rilliet et Barthez, Despine et Picot, Legendre et Broca, Strümpell, Lanessan, n'en font la moindre mention.

Quelle a été la pathogénie de ce phlegmon ? Ici nous nous heurtons à quelques difficultés. Un fait est hors de conteste : il n'existait aucune communication appréciable entre le rectum et l'abcès du sillon interfessier. L'examen attentif et acharné que nous avons pratiqué au doigt et au spéculum ne laisse aucun doute à ce sujet.

Mais comment les oxyures ont-ils pu venir en quantité aussi considérable dans un abcès, et à une si grande distance de leur habitat ? Nous ne pouvons émettre que des hypothèses. Les oxyures peuvent-ils se développer autre part que dans l'intestin ? Le fait est probable, puisqu'on les rencontre fréquemment dans le vagin des petites filles. Dans ce cas on pourrait admettre qu'une femelle d'oxyure a pu, par une de ces lacunes ulcéreuses que nous avons observées sur la muqueuse rectale, arriver après un trajet assez long dans le tissu cellulaire sous-fessier, y provoquer un abcès et faire éclore ses œufs qui ne demandent que quelques jours pour devenir des individus adultes.

Deuxième hypothèse : en même temps, une grande quantité d'œufs d'oxyures sont parvenus par la voie lymphatique grâce aux ulcérations, dans le point où siégeait l'abcès, et ont éclos en cet endroit après avoir provoqué un phlegmon.

Nous pouvons rejeter absolument et sans discussion l'idée que les innombrables parasites trouvés dans l'abcès ont émigré tout vivants et adultes, de la cavité rectale dans l'abcès.

L'examen attentif, prolongé et renouvelé de la muqueuse rectale, ne nous a pas permis de découvrir un trajet ou une fistule qui aurait pu donner passage à cette énorme quantité de gros oxyures.

Le docteur A. Vuillemin, l'éminent professeur d'histoire naturelle de la Faculté, à qui nous avons soumis le cas, nous a répondu en ces termes : « Les oxyures ne peuvent guère être parvenus dans l'abcès qu'à la faveur d'une fistule. Ils n'ont pas, comme les ascaris, l'habitude, ou à ce qu'il me semble, le moyen de se frayer activement un chemin à travers les tissus. Cherchez la fistule. »

La fistule a été introuvable, comme on a pu le voir par la lecture de l'observation qui précède : aussi sommes-nous obligés de nous en tenir aux deux hypothèses précédemment émises, dont l'une et l'autre nous semblent pouvoir être admises.

Une remarque encore au sujet de la taille des vers

que nous avons observés. Quelques parasites avaient plus de deux centimètres de long alors que la longueur de la femelle ne serait que de 10 ou 13 millimètres (Strümpell, d'Espine et Picot) et le mâle de 4 millimètres seulement.

Il nous paraît difficile de croire, en présence des faits que nous avons constatés, que les œufs d'oxyures ne puissent éclore sur place, et aient besoin de passer dans un autre individu pour produire des vers adultes.

Leuckart, qui défend cependant cette manière de voir, admet qu'un individu malpropre peut se réinfecter lui-même en se grattant au pourtour de l'anus, puis en portant ses mains chargées d'œufs d'oxyures à la bouche.

Il est illogique de penser que ce petit voyage circulaire est nécessaire pour permettre à l'œuf de se développer, et que ce développement est impossible quand l'œuf n'a pas voyagé.

Si nous admettons, ce qui paraît certain, que notre malade à l'anus contre nature a été infecté par des œufs d'oxyures transportés par les doigts de notre jeune malade dont la propreté était très relative, nous pouvons tirer de ce fait quelques conclusions au sujet du temps que mettent à éclore les œufs des parasites.

Notre petit malade est entré à l'hôpital le 5 août ; dès le 9 il s'est occupé du malade infecté, et le 17 ce dernier a constaté des oxyures sur son anus. La durée nécessaire à l'éclosion des œufs serait donc dans ce cas de huit jours au plus.

Leuckart dit quatorze jours ; mais son expérience sur lui-même n'est pas absolument probante, car il s'est infecté par la bouche et a recueilli à l'anus les vers adultes après quatorze jours ; il faut tenir compte de la durée de la migration de ces vers depuis le cæcum où ils ont pu éclore jusqu'à l'anus.

Nous concluons de cette étude :

1) Que les oxyures vermiculaires peuvent occasionner au pourtour du rectum et à une certaine distance de cet intestin, des abcès dans lesquels ils pullulent en grande quantité ;

2) Que ces abcès ont pu être produits par la pénétration à travers la muqueuse enflammée et les parois rectales d'une femelle chargée d'œufs qui est allée pondre dans le tissu cellulaire ; ou bien que les œufs ont été entraînés en très grande quantité par les lymphatiques. La première hypothèse me semble être la plus vraisemblable ;

3) Qu'un individu malpropre peut contaminer toute une famille par le transport d'œufs de parasites sur ses doigts ;

4) Que ces œufs semblent mettre huit jours au plus pour se transformer en vers adultes ;

5) Que le traitement par les lavements de liqueur de van Swieten dédoublés pour les oxyures du rectum, donne de bons résultats, mais qu'il doit être continué quelque temps après la disparition des parasites.

Remarquons que certains sujets ont une susceptibilité très grande du rectum pour la liqueur de van Swieten, nous avons eu un cas d'intoxication assez sérieuse par ce liquide même dédoublé, chez une personne atteinte d'oxyures : il sera donc prudent de commencer par des solutions très faibles 1 pour 4,000 et d'augmenter progressivement jusqu'à 1 pour 2,000.

CHAPITRE VII

Généralités

SOMMAIRE : I. De l'hémophilie articulaire chez l'enfant. — II. De l'ostéomyélite de croissance chez le nourrisson. — III. D'une forme d'ostéomyélite de croissance simulant l'ostéosarcome (avec 2 figures). — IV. Considérations sur les sarcomes cutanés congénitaux et les ostéosarcomes acquis (avec 5 figures). — V. Des tumeurs érectiles (avec 3 figures). — VI. Cheloïdes cicatricielles (avec 2 figures).

I. — De l'Hémophilie articulaire chez l'enfant.

L'hémophilie articulaire entra dans le domaine de la chirurgie avec le travail de Kœnig en 1892. Cet auteur ayant eu 2 cas de mort par hémorrhagie pour résections du genou dans des arthrites qu'il avait cru tuberculeuses, trouva, en étudiant la marche et l'anatomie pathologique de ces lésions, qu'elles étaient dues à l'hémophilie articulaire. Courageusement il confessa son erreur et attira l'attention sur la possibilité de ces regrettables confusions. Ce n'est pas que le retentissement de l'hémophilie sur les articulations fût une notion nouvelle. Otto en 1803 en signala quelques exemples.

Lebert, Dubois de Neufchâtel, Tardieu parlèrent vers 1837 des articulations hémophiliques. Grandidier en Allemagne et Schnepf en France essaient d'expliquer la pathogénie de ces affections et Poncet de Lyon en 1871 en publie une autopsie.

Toujours cependant certains auteurs se demandaient si réellement la lésion articulaire avait quelque rapport avec l'hémophilie ou s'il ne s'agissait pas tout simplement d'une coïncidence fortuite entre l'hémophilie et le rhumatisme articulaire, quand parut la magistrale étude de Kœnig.

Depuis la communication de Kœnig, des travaux importants dus à Linsner en 1896 (1); Gocht, 1899; Tileman, 1900, Mermingas, 1902; Sabrazès et Cabannes, 1898, et la thèse de leur élève Thébaud, 1898, enfin l'observation de Nové-Josserand en 1899, et un cas de Chaves et Speroni en 1903 sont venus compléter nos connaissances de l'hémophilie articulaire.

Quatre observations que nous avons pu recueillir dans le courant de ces dernières années nous ont permis d'étudier cette affection, et c'est d'après nos cas personnels et ceux que nous avons pu recueillir dans la littérature médicale que nous allons essayer d'esquisser rapidement l'histoire de l'hémophilie articulaire.

Voici tout d'abord nos quatre observations.

Arthrite hémophilique des deux genoux et des coudes.

Adrien S..., âgé de 7 ans, nous est adressé par le docteur Winstel pour une lésion au genou.

Antécédents : mère bien portante, père paralytique

(1) Voir l'index bibliographique à la fin de notre étude.

général, aucune lésion articulaire dans la famille; aucune tare tuberculeuse avérée. L'enfant a toujours été délicat et malingre, tousse facilement, de plus il saigne fréquemment et abondamment du nez. Pour le moindre choc et même souvent sans traumatisme notoire, il présente des ecchymoses multiples. Depuis trois ans il a commencé à souffrir des genoux. Tout d'abord les lésions étaient passagères, les genoux gonflaient, des douleurs empêchaient la marche, il existait un peu de fièvre, mais pas chaque fois.

Au bout de 8 à 15 jours, quelquefois après 5 jours déjà, tout rentrait dans l'ordre et la marche se faisait sans douleurs et sans boiterie. Au moment d'un de ces accès un médecin à Paris fit une ponction du genou gauche, il en retira du sang en abondance. Trois ou quatre fois l'un ou l'autre coude présenta des phénomènes identiques : gonflement, douleurs et impotence. Depuis 6 mois le genou gauche est plié et la marche est difficile.

Examen, juillet 1903 : Petit garçon malingre, figure pâle, maigre, les deux genoux paraissent plus gros que normalement ; le genou gauche est ankylosé à 140 degrés, impossibilité absolue de le mobiliser, soit en flexion, soit en extension.

Au palper les deux condyles du fémur sont épaissis ; le cul-de-sac sous-tricipital a sa synoviale légèrement épaissie, pas de trace de liquide dans l'articulation. Le genou droit est augmenté de volume, la synoviale est épaisse et le choc rotulien indique une petite quantité de liquide dans la jointure. L'extension complète du bras gauche est impossible et on perçoit un épaississement de la synoviale des deux côtés de l'olécrâne. Sur le thorax, sur la paroi latérale du ventre on voit trois énormes placards ecchymotiques dont l'enfant ne connaît pas la provenance. Aucune lésion à l'auscultation des poumons et du cœur.

Le diagnostic d'arthrite hémophilique à la période de rétraction du côté du genou gauche est évident. Nous proposons comme traitement le redressement lent du genou par un appareil portatif. La mère, de passage seulement à Nancy et qui habite le Vésinet, ne peut s'y décider.

Arthrite hémophilique du genou.

Louis B..., âgé de neuf ans, est traité par notre collègue le docteur Schuhl, pour une lésion du genou droit ; nous sommes appelés à le voir en consultation et à le traiter dans le courant de l'année 1900.

Antécédents : père bien portant ; la mère a eu une hémoptysie, un frère bien portant a fréquemment des saignements de nez difficiles à arrêter.

Notre malade ainsi que son frère a des ecchymoses fréquentes. Il souffre de douleurs dans le genou droit depuis plusieurs mois, il a été immobilisé au lit et on lui a mis plusieurs fois des pointes de feu.

L'affection a procédé par plusieurs poussées douloureuses de quelques jours de durée, mais jamais la gène de la marche ne disparaît complètement entre les poussées.

Examen : Enfant très grand pour son âge, pâle de téguments, forte ossature. Le genou droit est augmenté de volume. Les condyles du fémur, surtout le condyle interne, semblent augmentés de volume. Petite quantité de liquide dans la jointure, atrophie notable du triceps.

Les mouvements spontanés sont quelque peu douloureux, mais il n'existe aucune raideur et aucune limitation des mouvements. Légère flexion à 170° du genou droit. Le genou du côté gauche a aussi été le siège de quelques douleurs, mais très passagères, ce qui avait à un moment fait penser à l'existence d'arthrites rhumatismales. A l'auscultation : respiration soufflée au sommet droit. Pensant alors à l'existence d'une arthrite bacillaire au début et confirmant ainsi le diagnostic de notre collègue, nous immobilisons le genou droit dans un appareil qui déchargeait en même temps la jointure en permettant la marche et nous conseillons l'application périodique de révulsifs. Une radiographie montra que les os du genou, fémur et tibia, étaient normaux. Ce garçon alla passer plusieurs mois à intervalles éloignés à Berck où un des chirurgiens les plus distingués opina également pour l'existence d'une tumeur blanche. Nous avons eu des nouvelles du malade en décembre 1903. Il est actuellement parfaitement guéri et, après avoir eu plusieurs fluxions du côté du genou droit, ce dernier depuis un an est complètement normal. Sa tendance aux hémorrhagies nasales et aux ecchymoses a diminué.

Il n'y a pour moi aucun doute que ce garçon a été atteint d'arthrite hémophilique qui, après 5 ans, a évolué vers la guérison en même temps que la diathèse hémophilique diminuait. Le frère plus jeune continue à avoir de temps à autre le genou douloureux et il a fréquemment encore des épistaxis.

Fluxion hémophilique de la hanche droite.

N. H., 4 ans, fillette bien constituée.

Antécédents : père arthritique, mère légèrement hémophilique, saigne beaucoup à chaque coupure; a facilement des ecchymoses et eut une hémorrhagie à son accouchement. Un oncle de l'enfant a de fréquents saignements de nez très abondants. L'enfant elle-même a des bleus pour le plus minime traumatisme; à l'occasion d'une plaie du cuir chevelu, hémorrhagie très abondante qui ne cessa que par la suture et un bandage compressif.

Examen : L'enfant est soumis à notre examen pour une boiterie datant de trois jours : mars 1902.

Après une marche assez longue (7 kilomètres environ) dans la forêt, l'enfant commença à se plaindre de la hanche droite et eut de la claudication.

L'enfant est bien en chairs, plutôt forte. A l'examen de la hanche nous constatons un léger gonflement dans le triangle de Scarpa. Les mouvements sont possibles dans tous les sens, mais douloureux.

Nous pensons à une poussée de croissance « fluxion ostéomyélitique ou bien, connaissant les antécédents, fluxion hémophilique ».

Nous prescrivons le repos au lit. Au bout de 8 jours, nous examinons à nouveau l'enfant, le gonflement a disparu, les douleurs et la claudication également et nous constatons l'existence au niveau du pli cruro-génital d'une légère ecchymose en forme de demi-lune. Ce fait nous confirme dans l'idée d'une fluxion hémophilique de la hanche droite. Nous conseillons d'éviter à l'enfant toute fatigue exagérée de la marche. Depuis un an aucun phénomène articulaire ne s'est produit du côté de la hanche, mais les ecchymoses sont encore fréquentes sur les téguments des membres, et plusieurs fois l'enfant aurait eu du gonflement au niveau des poignets.

Arthrite hémophilique de la hanche (hérédité hémophilique) ; observation due à l'obligeance de notre ancien élève et ami le docteur Treff de Gondrecourt.

Jeune homme de 20 ans, ouvrier ferblantier chez son père à Grand (Vosges).

Antécédents héréditaires : rien à noter du côté des parents immédiats qui sont forts et bien portants, une sœur en bonne santé. Le grand-père maternel était hémophilique et rhumatisant. Un frère du malade est mort à 12 ans d'une épistaxis. C'était un garçon gros et fort, mais lymphatique et pâle. Il souffrait au moment de sa mort d'une lésion du genou droit qui avait procédé par plusieurs poussées.

Antécédents personnels : jamais de maladie infectieuse ; à l'âge de 3 ans, le gros orteil du pied droit a été gonflé, rouge et douloureux à plusieurs reprises. Le médecin qui le traitait considéra l'affection comme du rhumatisme et prescrivit des calmants.

Depuis cette époque, à des intervalles qui n'étaient éloignés quelquefois que de quinze jours à un mois et d'autres fois de six à huit mois, des poussées articulaires se produisirent aux cous-de-pied, aux genoux ou bien aux coudes. Elles se manifestaient par du gonflement, de la douleur et de l'impotence fonctionnelle.

Entre temps l'enfant avait de fréquentes épistaxis, des hémorrhagies difficiles à arrêter pour la moindre blessure et de larges ecchymoses.

A 14 ans, forte crise à l'articulation coxo-fémorale droite avec gonflement de l'aine et irradiations douloureuses dans la cuisse et le genou. Trois ans après, nouvelle poussée dans la même articulation coxo fémorale.

Le 10 juillet 1901, chute d'une toiture, fracture compliquée des deux os de l'avant-bras avec plaie très minime laissant suinter un léger filet de sang.

Les parents m'avertissent à ce moment de la difficulté d'arrêter chez mon malade les hémorrhagies. En effet, le pansement compressif ne suffit pas et je dus suturer la plaie et comprimer. Guérison dans de bonnes conditions.

Le 16 novembre 1901, je fus appelé de nouveau auprès de ce même malade. Il venait d'être pris sans cause aucune d'une poussée articulaire de la hanche droite. Il est couché sur son côté gauche, la cuisse droite fléchie sur le bassin et la jambe sur la cuisse. La température est de 39°. Le pouls a 120. La fesse droite est gonflée ainsi que l'aine, il y a là un œdème blanc et dur. La jambe n'offre rien de particulier. La douleur est excessivement intense au moindre mouvement. Le malade ne présente aucune trace d'affection blennorrhagique. Rien aux autres articulations.

Traitement : repos, immobilisation de la cuisse avec des coussins ; vessie de glace sur l'articulation, morphine à l'intérieur. Les douleurs et la fièvre vont en s'atténuant dans les jours qui suivent. La cuisse est diminuée de volume au dixième jour, plus de fièvre, gonflement à peine perceptible, mais existence d'une large ecchymose jaunâtre s'étendant depuis la région postérieure et interne de la cuisse jusqu'au genou.

9 août 1902 : poussée articulaire au poignet droit ; fortes douleurs, peu de gonflement. Durée 4 jours.

12 juillet 1903 : nouvelle poussée du côté de l'articulation coxo-fémorale droite (4e), avec des phénomènes identiques à ceux de la 3e (gonflement, douleurs, ecchymoses tardives et fièvres), mais moins violents cepen-

dant. La guérison se fit en huit jours. J'ai revu le jeune homme en octobre, il se prépare à partir pour le régiment (1).

Le titre que nous adoptons, celui d'hémophilie articulaire, diffère de celui dont se servent d'ordinaire les auteurs, le terme d'arthrite hémophilique nous paraissant trop concret pour comprendre les accidents variés auxquels peut donner naissance l'hémophilie au niveau des articulations.

Kœnig avait divisé l'évolution de l'hémophilie articulaire en trois stades distincts : celui de l'hémarthrose, celui de l'arthrite, celui des déformations, le 1er stade étant caractérisé par un épanchement de sang fugace dans l'articulation, le 2e par une sorte d'hydarthrose chronique, le 3e enfin par l'ankylose et les vices de position. L'examen des faits cliniques ne permet pas de conserver cette succession de stades tout en reconnaissant ce qu'elle avait de logique.

En réalité l'un des stades ne se transforme pas fatalement dans le stade suivant, cette évolution étant plutôt exceptionnelle.

On peut distinguer trois formes de manifestations hémophiliques dans les articulations : 1° une hémophilie articulaire ou arthrite hémophilique, aiguë ; 2° une hémophilie articulaire ou arthrite hémophilique subaiguë ; enfin 3° une hémophilie articulaire ou arthrite hémophilique chronique ; chacune de ces modalités évoluant isolément et se transformant, la première jamais, la deuxième rarement dans la suivante.

(1) L'histoire de ce malade devait se terminer d'une façon tragique. Nous venons d'apprendre qu'il fut pris en décembre 1903 d'une nouvelle poussée hémophilique de la hanche avec extension au psoas. Entré à l'hôpital militaire, on incisa la tumeur et le malade mourut d'hémorrhagie.

HÉMOPHILIE ARTICULAIRE AIGUE.

Un exemple frappant de cette forme nous est fournie par notre observation II : Le sujet à la suite d'une marche ou bien sans cause aucune est pris d'une douleur excessivement violente d'une articulation : l'articulation coxo-fémorale ou le genou, les douleurs s'irradient dans les régions avoisinantes en même temps que l'articulation augmente de volume assez rapidement.

Le malade est obligé de se coucher. La cuisse ou le genou se fléchissent. Le gonflement se manifeste dans le triangle de Scarpa sous forme d'une infiltration assez résistante. Ce même gonflement peut se manifester en arrière de la jointure au niveau de la fesse. La fièvre apparaît dès le premier jour et peut atteindre 39°.

Pendant les jours qui suivent, la fièvre diminue progressivement mais lentement, les douleurs continues et les crises d'exacerbation qu'occasionnent les moindres mouvements s'atténuent. Le gonflement diminue. Vers le dixième jour, quelquefois déjà vers le sixième, la fièvre a disparu, le gonflement est à peine perceptible, les mouvements ne sont plus douloureux, mais on peut constater une ecchymose qui quelquefois est très peu prononcée et apparaît alors à la région interne et supérieure de la cuisse ou bien est très étendue et peut s'avancer le long de la partie postérieure de la cuisse jusqu'au genou. L'hémophilie articulaire aiguë peut s'attaquer avec des symptômes identiques de gonflement, de fièvre, de douleurs et d'ecchymoses aux genoux, aux poignets et aux coudes : toujours la guérison est complète une fois la crise passée et rien ne rappelle plus dans le fonctionnement de la jointure qu'un processus aussi intense s'y est déroulé.

Plusieurs atteintes d'hémophilie articulaire aiguë peuvent frapper la même jointure sans qu'il y reste un reliquat pathologique quelconque. Le malade de notre observation IV a eu depuis l'âge de 3 ans jusqu'à l'âge de 20 ans, avec des intervalles de quinze jours à un mois ou de six à huit mois, des fluxions aiguës qui n'ont laissé aucune trace au point qu'il fut pris pour le service militaire dans le courant de sa vingt et unième année (1). Comme prodromes de l'accès, Shaw a vu chez un malade chaque crise aiguë précédée de douleurs lancinantes dans les orteils correspondants.

HÉMOPHILIE ARTICULAIRE SUBAIGUE

Notre observation III rentre dans cette catégorie. Cette forme de l'hémophilie articulaire semble plus fréquente que la précédente. Les causes occasionnelles sont les mêmes, un traumatisme minime ou pas de traumatisme du tout. L'articulation devient douloureuse, se gonfle, de la boiterie se produit, un léger mouvement fébrile apparaît, mais n'est pas suffisant pour retentir sur l'état général du sujet. Tout au plus le patient s'abstient de marcher pour éviter la douleur. L'affection dure de trois à six jours. Une ecchymose apparaît quelquefois au pourtour de la jambe atteinte, puis tout rentre dans l'ordre. La même série de phénomènes morbides peut se répéter à des intervalles de temps plus ou moins espacés, mais toujours entre chaque atteinte la jointure redevient absolument normale.

(1) On a vu qu'il y avait succombé à une hémorrhagie consécutive à l'incision de la hanche.

HÉMOPHILIE ARTICULAIRE CHRONIQUE

Cette forme ne diffère naturellement de la précédente que par des symptômes de moindre intensité. Cependant la fièvre ne survient jamais, l'ecchymose non plus et entre chaque poussée l'articulation ne récupère plus son état normal.

La gène des mouvements plus ou moins accentuée est continue. Dans la jointure on sent souvent de la fluctuation ou du choc rotulien ; la synoviale est épaissie. Les condyles du fémur paraissent augmentés de volume, les muscles s'amaigrissent, s'atrophient de plus en plus. Le genou (car c'est cette jointure qui est surtout atteinte dans cette forme d'hémophilie articulaire) se fléchit, les tendons poplités se rétractent. Le tibia se subluxe en arrière. Le pied se place en équinisme pour faciliter une marche qui devient de plus en plus pénible. Quelquefois un certain degré de genu valgum s'y associe.

Notre observation I. nous fournit un exemple de cette forme au début.

Gocht reproduit dans son article les photographies de deux petits garçons chez qui les genoux des deux côtés étaient complètement pliés et qui étaient complètement privés de la marche.

On voit par la description que nous venons de donner combien cette forme d'arthrite hémophilique a d'analogie avec certaines formes de tumeurs blanches du genou. Ceci explique les confusions regrettables qui ont été commises par Kœnig et par Ligorio et par d'autres.

L'*anatomie pathologique* de l'hémophilie articulaire est assez bien connue pour la forme chronique, mais les notions que nous possédons à son sujet sont vagues pour les formes aiguës et subaiguës. Aucun examen direct ni aucune autopsie n'ont été publiés les concernant. Tout ce que nous pouvons dire avec certitude, c'est que dans la forme aiguë l'hémorrhagie se fait non seulement dans la jointure elle-même, mais également dans les tissus environnants ; ce qui le prouve, c'est qu'au moment de l'épanchement, non seulement la synoviale articulaire est distendue, mais qu'il existe du gonflement tout autour de la jointure, gonflement dur qui petit à petit disparaît à mesure que l'ecchymose devient visible. Ce fait très net dans notre observation IV (1) a été également signalé par Linsner.

La fièvre qui accompagne toujours la forme aiguë et qui peut être assez forte (39°) est d'une explication malaisée. L'hypothèse la plus plausible qu'on puisse émettre à ce sujet est qu'il s'agit d'une de ces formes de fièvre aseptique signalée par Auguste Broca dans les hémarthroses traumatiques du genou chez les enfants et que le docteur Pillon a pu reproduire expérimentalement (*De la fièvre aseptique*, thèse de Nancy, 1896). Cette fièvre est d'autant plus vive que l'épanchement s'est fait plus abondant dans le tissu périarticulaire.

Le sang de l'articulation comme celui du tissu ambiant se résorbe sans laisser aucun reliquat pathologique, si l'on en croit l'absence complète des signes cliniques à ce sujet. Cette intégrité complète de l'article après la guérison de l'arthrite aiguë est prouvée par les nombreuses atteintes du malade de notre observation IV et par des cas analogues déjà publiés (2).

(1) Le chirurgien militaire qui a incisé la hanche de notre observation IV, nous a dit que l'hémorrhagie occupait surtout le tissu musculaire périarticulaire qui était infiltré et dissocié.

(2) Il est possible que dans l'hémophilie articulaire aiguë l'hémorrhagie ne se fasse que dans le tissu périarticulaire et pas du tout dans la jointure.

Dans la forme subaiguë l'hémorrhagie ne semble se faire que dans l'intérieur de la synoviale articulaire.

De nombreuses atteintes peuvent ne se manifester par aucune altération apparente de la jointure. Le sang épanché reste fluide longtemps, ce que prouvent les ponctions faites six jours après une crise chez notre malade de l'observation I. La même remarque a été faite par Gocht, Linsner et Shaw. — Linsner d'après une autopsie, signale à cette période une vascularisation anormale des franges synoviales. Des crises nombreuses peuvent se manifester sans que l'intégrité de la jointure soit atteinte. Fréquemment cependant la lésion chronique s'installe à la suite d'un certain nombre de poussées subaiguës.

L'anatomie pathologique de l'hémophilie articulaire chronique a été faite d'une façon parfaite par Kœnig dont les idées ont été corroborées par Ligorio pendant une opération sur un jeune hémophilique et par Chaves et Speroni dans une autopsie.

Remarquons que ces deux auteurs ont également signalé de petits foyers d'hémorrhagie anciens et récents dans les muscles périarticulaires.

D'après Kœnig le cartilage articulaire (il s'agit du genou) a perdu partout sa couleur blanche, il est rouge brun ou gris brun sale, à certains points des dépôts de fibrine se sont acccumulés. Quelques-uns de ces dépôts se sont organisés, ont produit du tissu fibreux, et des synéchies dans la synoviale, ce qui occasionne de l'ankylose fibreuse. Dans les points où les dépôts de fibrine sont épais on voit de vastes territoires du tissu cartilagineux en forme de cartes géographiques détruits jusqu'à l'os par le tissu de nouvelle formation.

Les dépôts fibrineux peuvent s'organiser en corps

étrangers. Tileman dans un cas qui se termina par une hémorrhagie mortelle en enleva 36 du genou de son malade atteint d'arthrite hémophilique chronique.

Gocht dans un certain nombre de radiographies a également montré que dans l'articulation saine la limite du tissu osseux avait des bords nets et tranchés, tandis qu'elle était plus irrégulière dans l'arthrite hémophilique.

Il signale encore à la radiographie le fémur plus mince du côté malade de 1 centimètre, les os quelque peu atrophiés et plus transparents.

La portion transparente articulaire entre le tibia et le fémur a sa largeur normale du côté sain, tandis que du côté malade, le cartilage ayant disparu, cette partie transparente est étroite et à peine visible.

La radiographie prouve également que les épaississements osseux que montre la clinique sont uniquement provoqués par l'épaississement du périoste ou des parties molles; que l'os lui-même n'est donc pas hypertrophié.

La radiographie prise sur notre malade III a prouvé le même fait. Sabrazès et Cabannes sont arrivés à la même conclusion.

La synoviale subit petit à petit une dégénérescence scléreuse, ce qui la met à l'abri de nouvelles poussées hémorrhagiques, mais ce qui occasionne l'ankylose et les déformations en flexion dues à la rétraction des fléchisseurs. On a également signalé les déviations de la jambe en valgus.

L'étiologie des arthrites hémophiliques se confond en partie avec l'étiologie de l'hémophilie en général. Quelques particularités, cependant, nous intéressent : tout d'abord la grande prédominance de l'hémophilie chez l'homme.

Sur nos 4 malades il n'y a qu'une fille.

Dans les arbres généalogiques dressés par Gocht et par Mermingas on voit que dans une même famille tous les individus masculins sont atteints de la diathèse, tandis que les femmes y échappent. On voit aussi dans ces généalogies et dans celles dressées par Linsner le grand nombre de personnes mortes à la suite d'hémorrhagies nasales ou d'hémorrhagies dentaires. Un frère de notre malade IV succomba également à une épistaxis.

L'hérédité de la lésion est incontestable ; citons encore l'exemple donné par Linsner dans lequel une femme a deux frères morts d'hémorrhagie, quatre autres étaient hémophiliques. Elle-même eut douze enfants, cinq filles indemnes et sept fils. L'aîné a des arthrites hémophiliques, le second également, celui-ci mourut d'hémorrhagie ; les deux suivants ont des épanchements sanguins périodiques dans les jointures et l'un d'eux a déjà une rétraction permanente du genou.

La fréquence relative de l'hémophilie articulaire par rapport aux autres manifestations de la diathèse nous intéresse également. Cette fréquence est très grande et nous ne pouvons que confirmer l'opinion de Gocht et de Linsner que les hémophiles qui n'ont pas de lésions articulaires sont une exception.

Ces manifestations ne se produisent que quand l'enfant commence à marcher. Le malade le plus jeune est un enfant de 2 ans (Ligorio). — Un de nos malades a eu sa première atteinte à 3 ans, un autre à 4 ans.

L'adolescence fournit le contingent le plus grand d'hémophilies articulaires ; elles deviennent beaucoup plus rares dans l'âge adulte.

Quelles sont les articulations le plus souvent atteintes par la lésion ? Presque tous les auteurs et nous-même sommes arrivés à cette constatation que le genou vient en première ligne, puis la hanche. Les autres articulations sont plus rarement frappées ; c'est le coude, puis les doigts, le poignet et enfin le coup-de-pied.

Le pronostic de l'hémophilie articulaire est naturellement lié au point de vue vital à celui de l'hémophilie elle-même. Celle-ci s'atténue singulièrement avec l'âge et, indépendamment de tout traitement général, elle peut guérir bien avant la trentième année, mais les exceptions à cette règle sont nombreuses.

Un fait curieux a été mis en lumière par Mermingas ; chez deux de ses patients des poussées articulaires se produisaient encore, alors que l'hémophilie semblait arrêtée ; des coupures, des extractions dentaires ne provoquaient plus d'écoulement sanguin notable. L'hémophilie articulaire semble donc pouvoir persister plus longtemps que l'hémophilie générale.

Le pronostic de l'hémophilie articulaire en tant que lésion locale est variable. L'arthrite aiguë, malgré sa symptomatologie tapageuse, guérit presque toujours sans laisser de trace.

Il en est de même dans un grand nombre de cas de la forme subaiguë, tandis que l'hémophilie articulaire chronique a une marche progressive et une fois installée elle ne régresse plus spontanément, alors même que l'hémophilie serait guérie. L'ankylose et les déformations articulaires restent un obstacle à la marche et au mouvement. Elles peuvent donc donner naissance à des infirmités permanentes (1).

(1) Une complication chirurgicale assez intéressante de l'hémophilie a été signalée par Chaves et Speroni : c'est l'existence de tumeurs dans

Le pronostic particulier de l'hémophilie articulaire est encore aggravé par la confusion possible de cette lésion avec l'arthrite tuberculeuse banale ou l'ostéomyélite aiguë de la hanche et les dangers d'une intervention intempestive, comme le prouve l'exemple de Kœnig, de Ligorio et d'autres.

Diagnostic : Une connaissance exacte d'une part de l'existence possible des hémophilies articulaires et d'autre part de leurs diverses formes est donc très utile.

Le diagnostic de l'arthrite hémophilique aiguë ou subaiguë et même chronique ne présentera pas de très grandes difficultés s'il existe en même temps des signes évidents de la diathèse hémophilique, tels que larges placards ecchymotiques.

Il en est encore ainsi lorsque les parents eux-mêmes vous rendent attentifs à l'existence de cette affection.

Le problème se présente tout différemment lorsque les malades ne sont pas des hémophiles avérés : il faut alors savoir rechercher dans les antécédents des malades l'hérédité, la facilité des hémorrhagies, des ecchymoses sous-cutanées. Il faut rechercher tous les signes particuliers des trois formes d'hémophilie articulaire que nous avons décrites, savoir interpréter le gonflement péri-articulaire dur, l'ecchymose tardive et les poussées similaires antérieures.

Le diagnostic peut quelquefois être malaisé, en l'absence de tout autre signe actuel d'hémophilie dans

la fosse iliaque, tumeur du volume d'une tête d'enfant et d'autres plus petites, adhérentes à l'os. Elles furent extirpées comme sarcomes ; c'étaient des hématomes anciens. Le malade en question mourut d'hémorrhagie. Nous avons extirpé il y a une dizaine d'années une tumeur analogue siégeant dans la fosse iliaque externe. Le malade eut plusieurs hémorrhagies abondantes, mais finit par guérir. Cette tumeur avait le volume des deux poings.

la forme chronique. Les lésions ont beaucoup d'analogie avec celles de certaines formes d'arthrite tuberculeuse ou d'ostéomyélite, surtout à la hanche. L'absence de tout point ramolli, de toute fistule ou ancienne fistule, de tout épaississement fongueux et mollasse de la synoviale, de toute inégalité notable dans le volume des condyles ou du tibia, sera d'un grand secours au genou. Dans la forme aiguë, l'œdème blanc, le gonflement énorme et subit des parties molles de la hanche devront faire éliminer l'ostéomyélite.

Les poussées fugaces qui ont précédé l'éclosion de l'arthrite chronique, les gonflements temporaires de la synoviale par un nouvel épanchement dans le cours de l'évolution du mal seront souvent pathognomoniques.

La radiographie qui montre l'intégrité des os pourra aussi être employée. On pourrait enfin, dans les cas tout à fait difficiles, imiter l'exemple de Kœnig et pratiquer au malade des injections de tuberculine de Koch. Celle-ci amènerait une réaction nette au niveau d'un article atteint de tumeur blanche et n'irriterait pas une arthrite hémophilique.

Cette expérience sera rarement indiquée.

Il est heureusement rare, en effet, que des signes d'hémophilie certaine n'existent ou n'aient existé depuis peu chez le malade ; de sorte que l'on peut dire qu'il suffit souvent d'y penser pour pouvoir diagnostiquer une arthrite hémophilique. Ceci évitera d'avoir recours à un traitement brutal ou sanglant dont on connaît les dangers.

Ce traitement, quel sera-t-il ?

Dans la forme aiguë le repos au lit, des compresses froides ou de la glace sur l'articulation gonflée et douloureuse ; l'immobilisation au besoin de l'articulation par des coussins, voir même par une traction continue pour la hanche et le genou si la maladie semble traîner ; des calmants à l'intérieur : telles semblent être les seules indications thérapeutiques à remplir.

Dans la forme subaiguë le repos et quelques applications calmantes suffisent d'ordinaire.

Pour ces deux formes on pourrait songer à la ponction de l'articulation ; ma iselle ne semble nullement de mise, à cause de la rapidité avec laquelle l'hémarthrose disparaît spontanément.

Peut-on, par une prophylaxie rationnelle, empêcher ces poussées aiguës ou subaiguës de se produire ? nous ne le pensons pas.

En effet le traumatisme nécessaire pour l'éclosion de l'épanchement est tellement minime (quelques malades ont eu une crise dans une autre jointure pendant qu'ils étaient au lit pour attendre la guérison d'une première articulation atteinte) qu'il semble impossible de l'éviter. Cependant une genouillère capitonnée, une bande de flanelle pourraient ne pas être une protection inefficace pour le genou.

Dans le cours de l'hémophilie articulaire chronique, alors que la synoviale est déjà épaissie et altérée, les accroissements intermittents de l'hémarthrose ont été traités par le professeur Kœnig par des ponctions évacuatrices et le lavage de l'article par une solution phéniquée faible. Les lésions ne semblent pas avoir été modifiées bien efficacement par ces procédés. Le pansement ouaté légèrement compressif est au moins aussi utile et certainement plus anodin. Lorsqu'aucune déviation articulaire ne s'est encore produite, il suffit. Quand celle-ci existe, il est indispensable, pour l'empêcher de s'accroître et pour préserver les malades des infirmités plus tard permanentes et irrémédiables, de s'opposer à la rétraction.

Toute manœuvre ne sera pas bonne pour obtenir le redressement ; il faudra éviter, sans qu'il soit nécessaire d'en donner la raison, toute ténotomie et toute intervention sanglante sur l'articulation elle-même.

Nous devons éviter également, comme étant trop offensif, le redressement sous le chloroforme.

Nous restons donc en présence de deux procédés de redressement : d'une part le redressement par extension continue au lit et d'autre part le redressement par des appareils portatifs permettant la marche.

Le premier de ces procédés ne doit pas être appliqué avec l'aide du classique étrier en diachylum, car l'irritation du diachylum a quelquefois provoqué des érosions et des suintements sanguins en nappe très désagréables.

On emploiera de préférence la guêtre en flanelle, que nous substituons d'ailleurs fréquemment au bandage précédent. Les poids seront naturellement progressifs et on surveillera attentivement la compression que pourrait exercer la guêtre sur la peau et l'augmentation possible de la subluxation du tibia s'il s'agit du genou.

La révulsion sur les jointures atteintes d'hémophilie articulaire chronique ne doit être employée qu'avec une grande circonspection. Il faudra se contenter de moyens anodins tels que la teinture d'iode et la pommade iodurée.

Un certain nombre d'auteurs ont eu de sérieux désagréments par les pointes de feu.

Un massage modéré et prudent pourra hâter la guérison des exsudats sclérosés articulaires et péri-articulaires, et l'électrisation rendra aux muscles leur vigueur.

Il ne semble pas que jusqu'ici aucun moyen efficace ait été employé contre la cause même de ces lésions articulaires, l'hémophilie générale. Nous croyons cependant qu'un traitement spécifique pourrait être essayé quelquefois. Dans trois au moins de nos observations nous avons fortement soupçonné l'existence de la syphilis chez les parents.

Ruote (de Lyon) aurait vu un enfant guéri par le sulfate de quinine et l'arséniate de soude.

Dans l'observation de Nové-Josserand, le père était mort tuberculeux et dans notre observation II la mère avait eu une hémoptisie. Le traitement général reconstituant n'est donc jamais à négliger.

Il nous a paru utile d'attirer l'attention sur ces formes diverses d'hémophilie articulaire dont beaucoup de médecins ignorent l'existence et dont l'ignorance a déjà causé de gros désastres, alors que la connaissance de leur nature et de leur traitement permet souvent de conserver aux enfants qui en sont atteints des membres utiles, jusqu'au moment où la guérison spontanée de l'hémophilie se produira et où les articulations seront à l'abri d'une nouvelle poussée hémorrhagique.

Pour savoir le reconnaître, il faut être averti qu'il existe 3 formes d'arthrites hémophiliques :

1° Une *forme aiguë* qui n'atteint que la hanche, et qui affecte les allures d'une *ostéomyélite suraiguë de l'articulation coxo-fémorale.*

2° Une *forme subaiguë* qui se localise volontiers aux genoux et aux coudes et qui ressemble à une *arthrite rhumatismale aiguë* d'intensité moyenne, à répétition.

3° Une *forme chronique*, exclusivement localisée aux genoux et affectant les allures d'une *tumeur blanche à forme osseuse*, sans suppuration et sans fongosités.

INDEX BIBLIOGRAPHIQUE

KŒNIG. — *Sammlung klin. Vorträge*, 1892, n° 36.

KAREWSKY. — *Chirurgische krankheiten des Kindsalter.* Stuttgart, 1894.

SHAW. — A case of hæmophilia with joint lesions (*Bristol. medic. chir. Journal*, 1897)

K. MERMINGAS. — *Arch. f. klin. Chir.*, Band LXVIII, H. 1 ; *Beitr. zur kenntniss der Blütergelenke.*

F. TILEMAN. — Zur frage der Blütergelenke (*Deutsche Arztezeitung*, 1900, n° 19).

P. LINSNER. — Beitrag zur Kasuistik der Blütergelenke (*Beitr. zur klin. Chir.*, Bd XVII, 1896, p. 105).

GOCHT. — Zur Kasuistik der Blütergelenke (*Arch. f. klin. Chir.*, Bd LIX, 1899, H. 2).

NOVÉ-JOSSERAND. — Arthrite hémophilique (*Lyon médical*, 1899, p. 231).

SABRAZÈS et CABANNES. — Arthropathie des hémophiles. Leur diagnostic radiographique (*Gaz. hebd. des sciences méd. de Bordeaux*, 1898).

LIGORIO. — Contribution à l'étude des arthropathies des hémophiles (*Settimana medica*, 1898) (cité in *thèse Thébaud*).

THÉBAUD. — Contribution à l'étude des arthropathies hemophiliques (*Thèse de Bordeaux*, 1898, n° 52).

Joint Disease and Hemophilia (*American Journal of orthopedic Surgery*, nov. 1903, p. 215).

CHAVES et SPERONI. — Etude d'un cas de rhumatisme hémophilique (Analyse in *Semaine médicale*, 1903, p. 424).

II. De l'ostéomyélite de croissance chez le nourrisson.

Dans les traités classiques, les auteurs continuent à désigner sous le nom d'ostéomyélite des adolescents, l'ostéite qui peut survenir à un moment quelconque de la croissance des os. Le nom d'ostéomyélite de croissance, dont on commence à se servir, devrait être universellement adopté.

En effet, il n'est plus besoin, actuellement, de démontrer après les travaux de Lannelongue (thèse Allard, Paris 1890), d'Aldibert (thèse Dardenne, Toulouse 1894), de Braquehaye (*Gazette hebdomadaire*, mars 1895), que l'ostéomyélite, soi-disant des adolescents, se rencontre également dans la première et dans la seconde enfance et avec une prédilection toute marquée chez le nourrisson, c'est-à-dire chez l'enfant au-dessous de deux ans.

D'après les statistiques citées par ces auteurs, l'affection aurait trois maxima de fréquence bien nets à 15 ans, à 10 ans, et chez le nourrisson.

Chez ce dernier, Aldibert a publié 33 observations recueillies dans la littérature française et étrangère, et Braquehaye, 40 cas, tous empruntés à la pratique de Broca, à l'hôpital Trousseau. Les conclusions de ce dernier travail tendent surtout à démontrer le maximum de fréquence de l'ostéomyélite de croissance de 0 à 1 an. L'affection serait souvent méconnue, à cet âge, par l'impossibilité où l'on est d'obtenir des renseignements du malade, et aussi parce que la lésion osseuse n'est pas recherchée.

Les suppurations osseuses, dues d'habitude au staphylocoque, seraient à cet âge, moins exceptionnellement provoquées par le streptocoque et le pneumocoque.

Le pronostic est plus grave au point de vue vital, mais moins sous le rapport fonctionnel à cause de la rapidité avec laquelle les tissus osseux et même les articulations guérissent sans laisser d'infirmité. Enfin, et toujours pour la même raison, le traitement ne doit pas être très offensif : évacuer le pus sans chercher à en attaquer radicalement la source, semble être la conduite le plus souvent suivie de succès.

Aldibert admet (*loc. cit.*) que l'ostéomyélite des nourrissons revêt une allure un peu spéciale : pas suite de la multiplicité des foyers osseux infectés, par la fréquence des suppurations épiphysaires et articulaires, par ses allures aiguës et suraiguës fréquentes, et par sa confusion possible avec la pseudo-paralysie syphilitique de Parrot (décollement des épiphyses).

Nous aurons l'occasion de revenir sur ces conclusions, et de modifier ce qu'elles nous semblent avoir de trop absolu. Nous avons eu fréquemment l'occasion de traiter des cas d'ostéomyélite aiguë chez de très jeunes enfants : à la hanche, à l'épaule, au tibia ; au sacrum et au pubis quelquefois ; toujours nous avons été frappé de la bénignité de l'évolution de la lésion, une fois le pus évacué et le foyer morbide drainé.

Au point de vue vital, la lésion de beaucoup la plus grave est l'ostéomyélite de la hanche : mais elle aussi guérit souvent sans grand trouble fonctionnel autre qu'un raccourcissement ou un coxa-vara, une fois l'infection initiale victorieusement traversée.

Rappelons avec quelques détails un cas d'ostéomyélite du pubis, affection rare dont nous n'avons rencontré que deux exemples.

Ostéomyélite aiguë du pubis chez un enfant de 14 mois. — Opération. — Guérison.

S. Boss..., de Nancy, 14 mois, petit garçon, a été nourri au sein, mais en même temps d'autre lait et d'aliments quelconques. — Mère scrofuleuse, père impaludique.

Il y a un mois l'enfant eut la rougeole ; depuis quinze jours il a des furoncles sur la paupière, sur le ventre, sur les fesses. Il ne se nourrit plus, vomit fréquemment, a de la diarrhée séreuse. Depuis le début de ces lésions jusqu'au 24 juillet 1897, où nous le voyons, il a beaucoup maigri.

Depuis trois jours la fesse gauche de l'enfant est augmentée de volume et dure. L'induration a le volume d'un œuf de poule et s'étend depuis le sillon interfessier en passant par l'ischion jusqu'à la racine des bourses. Celles-ci sont indemnes, mais la région périnéale est dure, ligneuse, tout le long du raphé. Sur la partie la plus saillante de la tumeur, au niveau de la fesse, existe un point rouge livide, dépressible, qui tranche sur la dureté de la tumeur circonvoisine. Ici la peau est adhérente, partout ailleurs elle glisse facilement sur la grosseur. La température est de 39°9, le pouls de 140.

En examinant la bouche de l'enfant on est frappé par la siccité de toute cette cavité. La langue est rouge, brillante, dure, comme rôtie, les gencives également. Sur la base de la langue existe une large plaque blanche, grumeleuse, de la largeur d'une pièce de 2 francs.

Au centre de cette plaque une ulcération triangulaire à base dirigée en arrière, à bords taillés à pic, à fond recouvert d'un enduit grisâtre, d'une profondeur de 1 millimètre. Une petite ulcération blanche, comme macérée, existe aussi à la commissure labiale droite.

Quel est le diagnostic de ces diverses lésions ? Evolution d'une furonculose bientôt suivie des phénomènes généraux, puis très rapidement, en trois jours, cette énorme tumeur ramollie en un point, d'une dureté ligneuse dans le reste de son étendue; enfin une fièvre intense. Il s'agissait certainement d'un abcès, mais de quelle nature ? La première idée était de l'attribuer à un phlegmon consécutif à un des furoncles. A l'incision de l'abcès il s'en écoula une grande quantité de pus, bien lié, puis quelques débris sphacélés et teintés de sang. En introduisant un stylet dans la plaie et en le dirigeant vers l'ischion, je tombai sur une portion d'os dénudé au niveau de la branche descendante du pubis. Il s'agissait donc d'une ostéomyélite aiguë, à staphylocoques, dont la genèse était facile à suivre grâce à la furonculose préliminaire.

Restait à expliquer l'enduit blanc de la langue et les ulcérations.

L'enduit blanc facile à enlever, mais laissant la langue saignante, était du muguet; les ulcérations étaient provoquées par cette même lésion. Remarquons cependant qu'il est exceptionnel que l'oïdium albicans provoque sur la langue des ulcérations de pareille étendue et de pareil siège.

Quant à l'ulcération commissurale de la lèvre, il s'agissait de la *perlèche*, plaque d'impétigo de la muqueuse.

Pansement de la plaie de la fesse au sublimé, et traitement du muguet par le borate de soude, l'eau de chaux et l'eau de Soultzmatt. Pendant les jours qui suivirent, l'état général mauvais persista, puis au cinquième jour la fièvre tomba, le muguet disparut, et les ulcérations montrèrent de la tendance à se combler.

Le 6 août, ouverture d'un furoncle inoculé par la piqûre de l'épingle du pansement de la plaie d'ostéomyélite.

Le 11 août, la fistule est fermée, et la guérison locale et générale est complète.

*
* *

Cette observation que nous venons de relater est intéressante à plus d'un point de vue. Tout d'abord par la succession des lésions : rougeole bénigne, furoncles multiples, muguet avec ulcération profonde sur la langue, perlèche, et enfin ostéomyélite aiguë de la branche descendante du pubis gauche.

La rougeole précède fréquemment l'ostéomyélite ; elle ne paraît pas cependant avoir d'autre rôle que d'affaiblir les enfants et de les prédisposer à l'infection osseuse. Il n'en est pas de même de la furonculose. Cette dernière a été la cause directe de l'affection ostéomyélitique. Il serait superflu de faire ressortir à nouveau cette donnée pathogénique tant elle est devenue classique. L'ostéomyélite est le furoncle de l'os. Le staphylocoque doré dans l'immense majorité des cas provoque l'ostéomyélite de croissance, et c'est lui toujours qui engendre le furoncle. Cette furonculose de notre malade nous indique immédiatement l'essence bactériologique de l'affection osseuse, d'autant plus que la preuve par inoculation a été faite sur l'enfant lui-même, une piqûre avec le pus de l'ostéite a créé un furoncle.

Nous avons également vu d'autres lésions suppurantes,

une petite plaie, une brûlure constituer la porte d'entrée de l'infection ostéomyélitique.

Aldibert, dans les conclusions que nous avons citées, indique, comme caractère spécial de l'ostéomyélite des nourrissons, la multiplicité des lésions osseuses : cependant dans les trois cas personnels qu'il rapporte, la lésion était unique. Il en était de même dans la grande majorité des faits de Braquehaye.

La multiplicité des points osseux frappés ne nous parait pas un signe fréquent, à plus forte raison caractéristique de l'ostéomyélite de croissance chez le tout jeune enfant.

Le pubis est rarement atteint dans les premiers mois de la vie, comme d'ailleurs dans les années qui suivent : Braquehaye, dans les 77 cas qu'il a réunis, n'en trouve que 2 cas. Encore, en révisant sa statistique, nous n'en avons découvert qu'un seul, déjà rapporté par Aldibert.

Il s'agit d'une fillette de deux ans, malade depuis huit jours, ayant un gonflement énorme de la grande lèvre droite avec collection fessière. A l'incision on trouva le pubis dénudé à la racine de sa branche horizontale. La petite malade guérit : cette observation, le sexe mis à part, est tout à fait identique à celle que nous venons de décrire.

La fréquence de l'ostéomyélite du pubis, par rapport aux localisations de cette affection sur les autres os, serait donc tout au plus de 2 o/o.

Parmi les nombreux faits réunis par les deux auteurs que nous citons, la plupart sont incontestablement des cas d'ostéomyélite de croissance : des inoculations, des examens bactériologiques et des autopsies ayant été pratiqués pour le plus grand nombre. Il en est cependant quelques-uns où ces investigations n'ont pas été poursuivies, et où les auteurs se sont basés uniquement sur la marche clinique de l'affection pour établir leur diagnostic. Pour ces derniers le doute est permis.

La tuberculose des os et des jointures prend, en effet, souvent chez le nourrisson, les allures d'une affection aiguë. Nous citerons l'histoire d'un petit garçon de 10 mois que nous avons opéré il y a un an. L'enfant présentait une otite suppurée avec trépanation spontanée de l'apophyse mastoïde. Il était nettement de souche tuberculeuse. Il fut pris subitement de gonflement énorme du genou gauche localisé, surtout au tibia et au fémur. La peau était rouge et tendue au-dessus du genou et la température à 40°. A l'incision, il sortit du genou du pus franc, puis des masses caséeuses, enfin de l'évidement du tibia et du fémur nous retirâmes des débris dont la nature tuberculeuse ne laissait aucun doute. Les parents avaient déjà remarqué depuis quelques semaines que le genou de cet enfant était quelque peu augmenté de volume. L'enfant guérit parfaitement après avoir présenté 3 fistules au niveau des incisions, pendant près d'un an. Au moment de notre intervention, l'état local phlegmoneux et la température élevée faisaient penser à une lésion aiguë, à de l'ostéomyélite.

D'ailleurs cette marche spéciale de l'ostéite et de l'arthrite tuberculeuse chez le nourrisson est assez générale et a été bien mise en lumière par Rovsing (*Archiv für Klin. : Chir.*, 1897, LIII-3, et *Journal de clinique et thérapeutique infantiles*, 4 mars 1897).

D'après lui, la marche et le pronostic de l'arthrite et de l'ostéite tuberculeuses de la première enfance sont essentiellement différents de celles des sujets plus âgés. C'est ainsi que les tumeurs blanches et les ostéo-arthrites à marche chronique sont presque inconnues à cet âge.

La forme la plus fréquente est l'arthrite tuberculeuse aiguë, purulente d'emblée, qui guérit souvent par l'arthrotomie simple.

L'auteur que nous citons a publié 10 cas dans lesquels le tableau clinique présentait la plus grande analogie avec ce que l'on observe dans l'ostéomyélite. Les petits malades avaient de 6 semaines à 13 mois, et le diagnostic bactériologique fut posé dans chaque cas.

Cette forme spéciale de la tuberculose articulaire et osseuse chez le nourrisson étant connue, il est évident que chez lui l'ostéomyélite ne peut pas être diagnostiquée seulement sur des signes cliniques, puisque ces derniers sont identiques dans les deux affections. L'examen bactériologique seul, ou bien une étude attentive du contenu de l'abcès et de la nature des fongosités permettra de trancher, sans appel, la question.

Les conclusions que nous croyons pouvoir formuler après cette étude nous paraissent être les suivantes :

I. L'ostéomyélite des adolescents doit être appelée, pour éviter toute confusion, *ostéomyélite de croissance*. On peut la rencontrer pendant toute la période d'accroissement du système osseux, mais avec trois maxima de fréquence très accentués : 1° Chez le nourrisson ; 2° à 10 ans ; 3° à 15 ans.

II. Chez le nourrisson, dont seul nous nous sommes occupé ici, les lésions sont généralement, comme chez l'adulte, *uniques*.

III. Elle succède fréquemment à la rougeole.

IV. Le diagnostic, à cet âge, n'est pas toujours facile, la confusion avec la tuberculose osseuse et articulaire aiguë du nourrisson est possible et semble avoir été commise quelquefois par les auteurs qui se sont occupés de cette question. Pour éviter l'erreur, l'étude de la marche clinique seule ne suffit pas, l'examen bactériologique est souvent indispensable.

V. Le pronostic de l'ostéomyélite des nourrissons ne semble pas être, toutes choses égales d'ailleurs, plus sombre que chez l'enfant plus âgé.

VI. Dans le traitement, l'incision simple mais large suffit; une thérapeutique à prétentions radicales est dangereuse. La guérison fonctionnelle est généralement parfaite.

On sait qu'il en est tout autrement dans l'ostéomyélite des sujets de la seconde enfance chez lesquels l'affection est d'une longueur désespérante, frappe de nécrose l'os entier surtout le tibia si souvent atteint, et nécessite des interventions nombreuses qui s'échelonnent quelquefois sur plusieurs années.

III. — D'une forme d'ostéomyélite de croissance simulant un ostéosarcome, (Avec 2 figures).

Nous avons eu l'occasion de rencontrer un certain nombre de cas d'ostéomyélite de croissance qui par leur aspect et la marche de la lésion ressemblaient d'une façon parfaite à des ostéosarcomes.

On comprend combien il est utile de connaître ces faits pour savoir les reconnaître car le pronostic de ces lésions est bien différent et le traitement beaucoup moins radical lorsqu'il s'agit d'une inflammation des os que lorsque l'on est en présence d'une tumeur sarcomateuse.

Nous avons donc pensé qu'il serait utile de mettre sous vos yeux les quelques observations d'ostéomyélite que nous avons rencontrées et qui se présentaient avec des symptômes de néoplasmes.

Observation I

A. C..., âgé de 1 an, est entré à l'hôpital le 1er juin 1901.

Il a un frère jumeau qui est déjà à l'hôpital pour une bronchite.

La mère est malingre.

Ouvrière à la Manufacture des tabacs.

Depuis quelque temps, elle remarquait que la partie supérieure de la cuisse gauche de son enfant augmentait progressivement de volume, sans que l'enfant semblât s'en plaindre bien fortement, Cependant l'état général de cet enfant était très peu satisfaisant, la mère assure d'ailleurs qu'il n'a jamais été bien depuis sa naissance.

C'est un enfant qui mange peu, qui tousse et qui a de la diarrhée.

Dans les derniers jours de mai, la mère remarquant que la fesse de l'enfant prenait des proportions inquiétantes se décida à le conduire à l'hôpital.

Ce qui frappe chez cet enfant outre sa maigreur, c'est la dimension de la cuisse gauche, elle a la forme d'un gigot, d'une massue, à grosse extrémité supérieure, elle est très dure. Je pense à la possibilité d'un ostéosarcome, malgré la température élevée qu'expliquent la bronchite et la diarrhée.

Le même jour (samedi 1er juin) je fais une ponction dans la tumeur mais la ponction ne donne aucun résultat.

Je laisse l'enfant en observation jusqu'au mardi suivant.

Ce jour là, je fais une incision qui, comme la ponction, ne donne pas de pus, mais me conduit à travers du tissu lardacé jusqu'au fémur dénudé.

Je mets un drain dans la plaie, et 3 jours après du pus s'écoule en assez grande quantité.

Le membre diminue de volume très sensiblement dans les jours qui suivent et 15 jours après l'entrée à l'hôpital, il ne diffère plus sensiblement de la cuisse droite.

Le pus contenait du staphylocoque doré.

Quelques jours après une éruption d'abcès, de la grosseur d'une noisette se fit sur le sommet du crâne et sur tout le corps.

Le pus contenait aussi du staphylocoque.

L'enfant finit par guérir.

Observation II

Marcelle L..., âgée de 13 mois, entre à l'hôpital le 5 janvier.

Elle a un faciès cachectique très prononcé et une face pâle émaciée. Elle est atteinte de diarrhée assez forte.

A l'examen, on constate la cuisse droite en forme de gigot, à grosse extrémité trochantérienne. La flexion de la hanche est très douloureuse.

Toute la cuisse, jusqu'à 3 centimètres au-dessus du genou est indurée, et cette induration très prononcée s'étend surtout sur le long du *fascia lata*.

L'enfant n'a pas de fièvre, et n'en aurait jamais eu depuis 1 mois qu'existe sa tumeur.

On ne sent en aucun endroit de fluctuation :

L'évolution de cette lésion ressembla à celle du précédent sujet et finit par suppurer et par guérir.

Observation III

André F..., âgé de 18 mois.

Arrivé à la consultation le 12 avril 1900, envoyé par un médecin de la Haute-Marne, avec le diagnostic tumeur du fémur.

C'est un enfant qui semble bien portant, il est relativement gras, il est bien nourri (ci-joint sa photographie).

Depuis cinq mois, ses parents remarquaient que la cuisse gauche grossissait. Elle aurait été pendant quelque temps douloureuse au toucher au début ; l'enfant aurait eu également une grippe avec de la bronchite et un peu de fièvre.

Depuis ce moment-là, la cuisse a continué à grossir ; en aucun endroit la peau n'est devenue rouge.

Actuellement, la cuisse a la forme de la cuisse dite en gigot, elle est dure, la peau glisse en partie sur la tumeur sous-jacente ; en un point cependant, elle semble adhé-

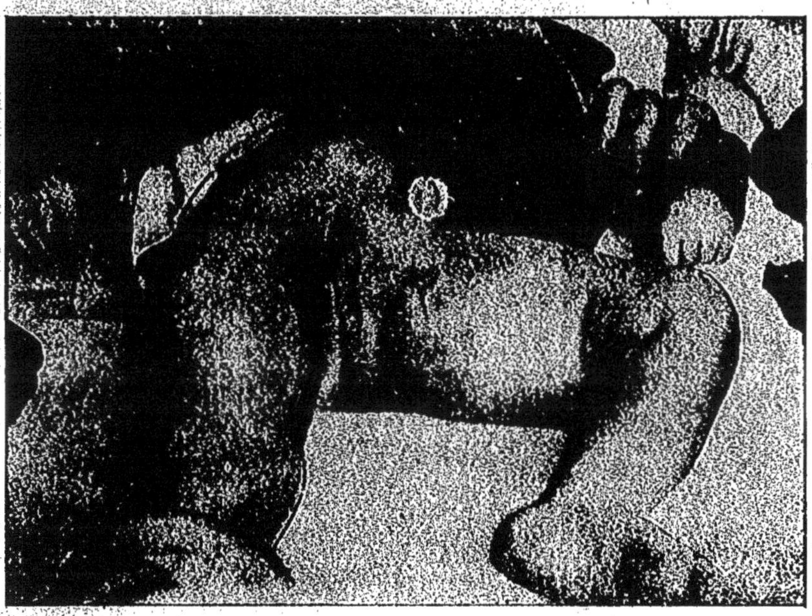

Fig. 12. — Ostéomyélite de la cuisse gauche, simulation ostéosarcome.

rente et donne, quand on la plisse, l'aspect de la peau d'orange.

Les dimensions sont, en circonférence, trois fois la circonférence du côté sain. L'enfant crie quand on manipule sa jambe ; les mouvements de la hanche sont légèrement limités.

Dans le pli de l'aine, il existe quelques gros ganglions.

Le diagnostic presque évident est ostéosarcorme de l'extrémité supérieure de la cuisse et, vu les dimensions de la tumeur et l'âge de l'enfant, aucun traitement n'est conseillé.

Ce traitement n'aurait pu être que la désarticulation de la cuisse.

Je reste cependant quelque peu dans l'indécision connaissant la possibilité d'une confusion avec une ostéomyélite chronique, et je dis aux parents que si, par hasard, du pus survenait, la lésion pourrait guérir.

Un mois après, l'enfant est ramené à l'hôpital, présentant deux fistules, une dans la région fessière, l'autre en avant du grand trochanter.

Le pus examiné est du pus de staphylocoque doré.

Il s'agissait donc d'une ostéomyélite à forme sarcomateuse, qui avait mis 6 mois à se confirmer.

J'appris depuis par le médecin traitant, qne l'enfant était guéri en boîtant légèrement.

Observation IV

E. G..., enfant de 11 ans, de Giromagny.

Cet enfant a été soigné il y a quelques mois dans le service de M. Heydenreich (1896), qui lui a ouvert un abcès ostéomyélitique au niveau du tibia. L'enfant revient peu avant les vacances alors que j'avais pris la direction du service.

La plaie s'est fermée, mais il existe au-dessus une tumeur énorme d'un volume de deux poings entourant l'épiphyse inférieure au tibia et au péroné.

Cette tumeur s'amincit vers la diaphyse et présente de nouveau un épaississement comme une tête d'enfant, au niveau du genou. L'aspect général est celui d'un sablier. La peau au-dessous des tumeurs est saine partout, très mobile au niveau de la tumeur supérieure, peu mobile et même adhérente au niveau de la tumeur inférieure où l'incision pour l'ostéomyélite avait été pratiquée. La consistance de la tumeur est dure et rénitente.

Il existe des ganglions dans l'aine ; l'état général est très mauvais et les urines contiennent de l'albumine.

Je pense à l'existence d'un ostéosarcome et propose l'amputation de la cuisse, tout en promettant aux parents de faire examiner un morceau de la tumeur avant de sacrifier le membre.

Les parents s'opposent à toute intervention et ramenèrent l'enfant chez eux.

J'appris par le médecin traitant de Giromagny qu'au bout de quelques mois la tumeur était devenue fistuleuse et qu'il s'en écoulait une grande quantité de pus.

Il s'agissait donc d'une ostéomyélite à forme sarcomateuse, la tumeur s'étant ici développée après l'évacuation d'un premier abcès ostéomyélitique.

La raison pour laquelle j'avais pensé à un sarcome était l'observation d'un enfant de la rue de Metz (à Nancy), qui avait été soigné par M. Heydenreich (j'étais à ce moment son chef de clinique) et qui était atteint d'une ostéomyélite banale du tibia et qui fut opéré. Cet enfant revint cinq mois après avec une tumeur au niveau du tibia que l'examen montra être un sarcome.

M. Heydenreich pratiqua l'amputation de la cuisse. Mais au bout de peu de temps une récidive survint dans le moignon de la cuisse et l'enfant succomba à la généralisation.

Observation V

Voici une cinquième observation, c'est un jeune garçon de 9 ans, que nous avons pu suivre au pavillon Mauvais, le 3 septembre dernier.

Il nous fut amené par sa mère, parce qu'il présentait dans le ventre une tumeur, et qu'il avait beaucoup maigri depuis deux mois.

En l'examinant, nous constatons tout d'abord la maigreur de l'enfant qui est extrême : son teint est terreux, les yeux excavés.

Dans la fosse iliaque gauche existe une tumeur du volume d'un gros poing d'adulte.

Cette tumeur est dure, nullement ou peu douloureuse, elle est implantée sous le psoas iliaque, directement sur l'os iliaque.

La maigreur du sujet permet de sentir le long de la colonne lombaire des ganglions du volume de petites noisettes.

Dans les deux régions inguinales existent également des pléiades ganglionnaires.

Pas de fièvre, pas d'exagération des pulsations cardiaques.

La première idée qui nous vint à l'examen du petit malade est qu'il était atteint d'un ostéosarcome de l'os iliaque : tout confirmait ce diagnostic à première vue.

Mais en interrogeant la mère, nous apprenons qu'il y a neuf semaines l'enfant a commencé à tirer la jambe gauche, puis que brusquement la douleur s'est accrue et que la marche est devenue impossible. En même temps une fièvre intense s'allumait, qui dura huit jours, le ventre se ballonna et des vomissements apparurent.

Ce début brusque et cette allure aiguë initiale, nous firent réserver notre diagnostic.

L'enfant resta couché, en expectation, et au bout de dix jours, nous avons pu voir disparaître complètement sa tumeur, en même temps que l'appétit revenait.

Actuellement il ne reste plus qu'un épaississement osseux ou périoste de la fosse iliaque ; résidu d'une lésion qui a été une poussée, d'ostéomyélite aiguë, non suppurée, ou avec une quantité de pus minime qui s'est enkystée, ou qui a pu s'évacuer dans l'intestin pendant la période aiguë.

Observation VI

Voici enfin une sixième observation de date aussi toute récente.

Paul Mathieu, 10 ans, est entré à l'hôpital le 22 août, Il est malade depuis le 1er août, son omoplate droite était devenue grosse et douloureuse. On le conduisit chez un rebouteur qui lui fit du massage. L'enflure et la douleur ne se modifiant pas, on se décida à aller trouver un médecin. Celui-ci ponctionna la tumeur et n'en retira que du sang.

Mon collègue, le docteur Michel, examina le malade, trouva une omoplate énorme douloureuse, pensa à l'existence d'un sarcome et se prépara à faire l'extirpation de la tumeur et de l'os malade.

Mais à son grand étonnement, il rencontra un peu de pus, des séquestres et le tout entouré de tissu lardacé.

C'était une ostéomyélite de l'omoplate ayant simulé une tumeur sarcomateuse et ayant évolué sans orage initiale et sans fièvre. Malgré l'incision, la suppuration progressa et le 20 septembre, je dus ouvrir l'articulation scapulo-humérale atteinte d'arthrite suppurée.

Une conclusion pratique se dégage de ces observations, c'est que lorsque vous vous trouverez en présence d'un enfant ayant au niveau d'un des os des membres

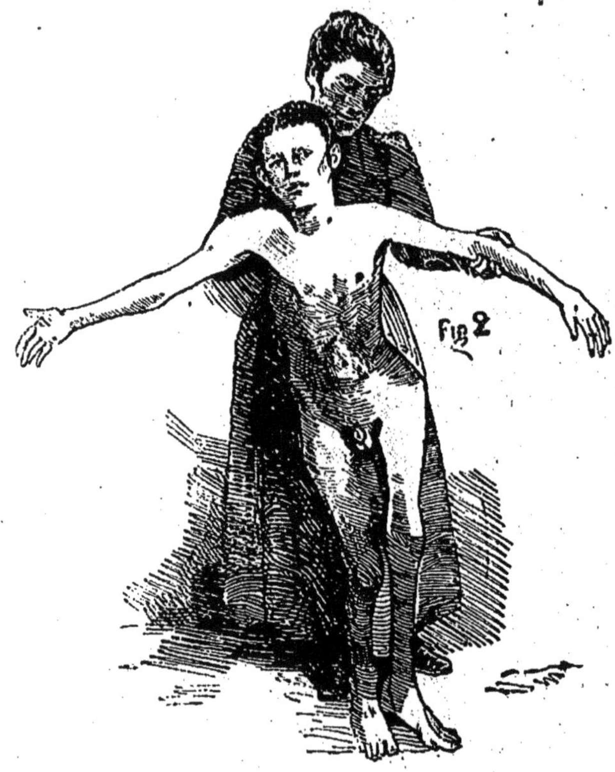

Fig. 13. — Garçon de 9 ans atteint d'ostéomyélite chronique de la hanche gauche avec luxation, aspect d'ostéosarcome.

ou du bassin une tumeur ressemblant par sa forme et ses symptômes à un ostéosarcome, il faut être très prudent dans son diagnostic et se rappeler qu'une ostéomyélite à marche lente, chronique d'emblée peut emprunter cette même symptomatologie.

Que la période aiguë a d'ailleurs pu passer inaperçue soit qu'elle soit ancienne, soit qu'elle ait été atténuée. Pour ne pas perdre un temps précieux en tergiversations, je vous recommande de faire, après quelques jours d'expectation, une incision exploratrice qui vous conduira soit sur un séquestre entouré de tissu lardacé ou de pus, soit dans du tissu franchement sarcomateux, ce qui guidera la suite de votre intervention. Elle en restera à l'incision si la lésion est inflammatoire, vous ferez l'extirpation large ou l'amputation s'il s'agit d'un sarcome.

IV. — Considérations sur les sarcomes cutanés congénitaux et quelques cas d'ostéosarcomes acquis. (Avec 4 figures).

Les tumeurs congénitales des téguments ne sont pas absolument rares, il s'agit presque toujours de tumeurs érectiles ou de kystes congénitaux. Les tumeurs solides, tels que les lipomes, se rencontrent moins souvent et les sarcomes sont exceptionnels.

Nous avons eu l'occasion d'en rencontrer et d'en opérer deux cas que nous allons rapidement rappeler.

1° Sarcome cutané congénital de la région mastoïdienne

S... Louis, de Nancy, petit garçon de 7 mois, bien portant. Le père est tuberculeux, en même temps alcoolique. La mère est tuberculeuse aussi. Cet enfant présente en arrière de l'oreille droite, à un centimètre du pavillon de l'oreille, une petite tumeur du volume d'une noisette, légèrement pédiculée. Les parents n'avaient rien remarqué à la naissance ; au bout de six semaines seulement ils s'étaient aperçus d'un petit bouton rouge, qui augmentait toujours de volume.

La petite tumeur est exactement située à la base de l'apophysemastoïde : la surface a une couleur grisâtre, légèrement rosée vers la base, saignant facilement. A la palpation, la tumeur est molle, pas fluctuante. Elle est assez mobile sur les téguments profonds.

Pas d'ulcérations.

Opération. — J'opère sous chloroforme. J'excise largement la tumeur jusqu'à l'os. Cette excision donne une plaie ovoïde de deux centimètres en longueur et en largeur, saignant notablement. L'hémorrhagie est arrêtée par deux sutures au fil de soie. Guérison.

Examen microscopique. — A l'examen microscopique la tumeur présente le type d'un sarcome embryonnaire, très vasculaire.

L'enfant est revu au bout d'un an et deux ans, sans récidive.

2° Sarcome cutané congénital de la région sterno-claviculaire

A... S..., de Vandœuvre, petite fillette de 2 mois. Elle ne présente aucun antécédent héréditaire. Mère et père bien portants. Elle a deux frères bien portants aussi. A la naissance, elle présentait à la partie latérale du cou une petite grosseur rougeâtre, de la dimension d'une mûre. La tumeur a augmenté rapidement. Quand les parents l'ont amenée à la consultation, l'enfant, d'un état général médiocre, présentait sur la partie antéro-latérale du cou, à 3 centimètres au-dessus de la clavicule gauche, en avant du muscle sterno-mastoïdien, une tumeur pédiculée grosse comme un œuf de pigeon, de couleur rouge foncé, saignante. Le pédicule est gros comme une plume d'oie. La tumeur a 5 centimètres de long, sur 4 centimètres de large à sa plus grosse extrémité. Au toucher elle est dure, non fluctuante. Le pédicule adhère à peine au tissu cellulaire sous-cutané ; il n'a pas d'adhérence avec les parties profondes. La tumeur est ulcérée, saigne fréquemment au moindre attouchement.

Opération. — Excision du pédicule, qui semble être

superficiellement implanté dans la peau. Une grosse artère qui se trouve au centre du pédicule, saigne abondamment. Sutures au fil de soie. Guérison opératoire.

Examen microscopique. — A l'examen histologique de la tumeur, on constate tous les éléments d'un sarcome embryonnaire.

Six semaines après, l'enfant est ramenée à l'hôpital. Nulle récidive locale ; mais tous les ganglions du cou à gauche sont engorgés. La récidive ganglionnaire étant énorme, j'écarte l'idée d'une seconde intervention. L'enfant se cachectise de plus en plus et elle meurt quatre semaines après.

On n'a pas pu faire l'autopsie.

Dans ces deux cas de tumeurs congénitales, l'examen microscopique montra qu'il s'agissait de sarcomes à petites cellules, c'est-à-dire de sarcomes dits embryonnaires.

Etant donné la région où nous les avons observés, on aurait pu penser que la tumeur mastoïdienne serait un dérivé des kystes dermoïdes si fréquents à cet endroit et présenterait une structure épithéliale.

Il en est de même de la tumeur qui siégeait à la région sterno-mastoïdienne où nous rencontrons fréquemment des fistules branchiales ou des kystes branchiaux.

Karewski prétend que les sarcomes congénitaux de la peau seraient le plus souvent des sarcomes fuseau-cellulaires ou des myxo-sarcomes, que leur accroissement serait très rapide et la récidive après l'extirpation presque fatale.

Si ce dernier fait s'est réalisé dans notre deuxième observation, il n'en est pas de même de la première, dans laquelle l'enfant est resté guéri pendant plusieurs années.

La gravité du sarcome chez les enfants nous paraît dépendre beaucoup du point initial où s'est développé le néoplasme. La différence semble surtout nette si l'on envisage les sarcomes des membres qui tous, à un moment donné, envahissent les os et se présentent sous forme d'ostéo-sarcomes.

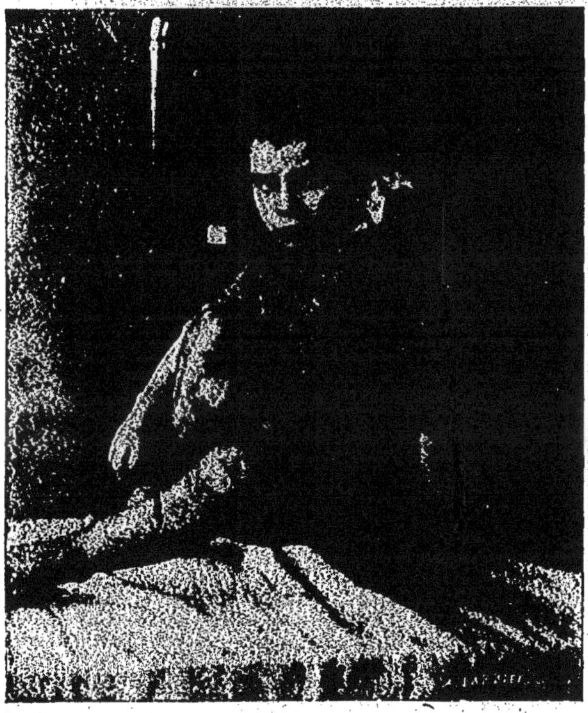

Fig. 14. — Sarcome périosté du fémur gauche.

J'ai eu l'occasion d'opérer deux jeunes garçons atteints l'un et l'autre de sarcomes de la jambe, l'un développé dans le sciatique poplité externe avec envahissement du péroné. L'extirpation de la tumeur a suffi pour amener une guérison radicale et mon opéré est actuellement étudiant en médecines.

Le deuxième avait une tumeur développée dans le sciatique poplité interne. L'ablation de la tumeur fut suivie de récidive, la tumeur ayant envahi largement le fémur, mais l'amputation consécutive amena une guérison définitive.

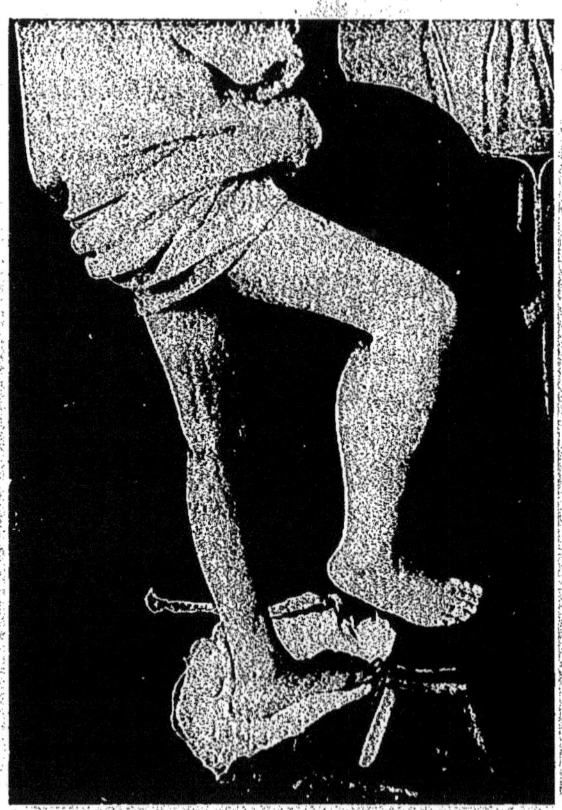

Fig. 15. — Sarcome du péroné droit.

La même bénignité relative se rencontre dans les sarcomes centraux des os qui d'ailleurs fréquemment sont des sarcomes à myéloplaxes, variété la plus bénigne.

Un de mes opérés atteint de sarcome central de l'extrémité inférieure du fémur ayant détruit complètement l'os guérit définitivement après l'amputation du fémur au tiers supérieur.

Une autre de mes malades, une jeune fille atteinte d'un sarcome amyéloplaxe du condyle interne du fémur resta guérie à la suite de l'évidement de l'os atteint.

Il n'en est pas de même des sarcomes périostiques chez lesquels j'ai toujours constaté une marche rapide, un envahissement précoce des ganglions et des métastases suivies, à brève échéance, de cachexie et de mort

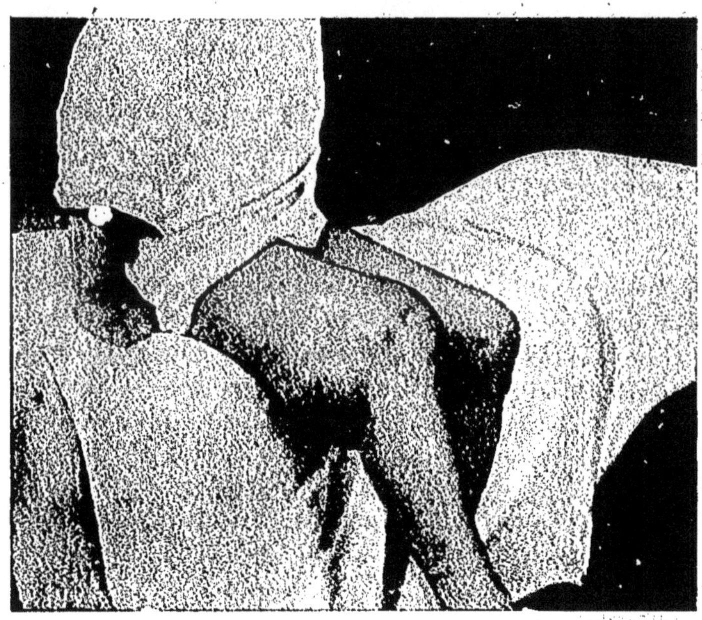

Fig. 16. — Sarcome central du fémur droit, amputation et guérison.

malgré les exérèses les plus rapides et les plus radicales.

Telle fut l'histoire d'une jeune malade de 19 ans que je présentais l'an dernier à la Société de médecine de Nancy : malgré l'amputation de la cuisse au tiers supérieur, pour un sarcome périosté du condyle interne du fémur, la malade mourait de métastases pulmonaires huit mois après l'intervention.

Il est utile de se rappeler, en posant le pronostic des interventions pour les sarcomes des membres, que s'ils ont pris naissance dans les nerfs ou dans les parties centrales des os, la guérison est possible, même assez fréquente, que s'ils sont nés dans le périoste, la généralisation est presque toujours fatale.

Ci-joint quelques photographies de sarcomes des membres que nous avons eu à traiter.

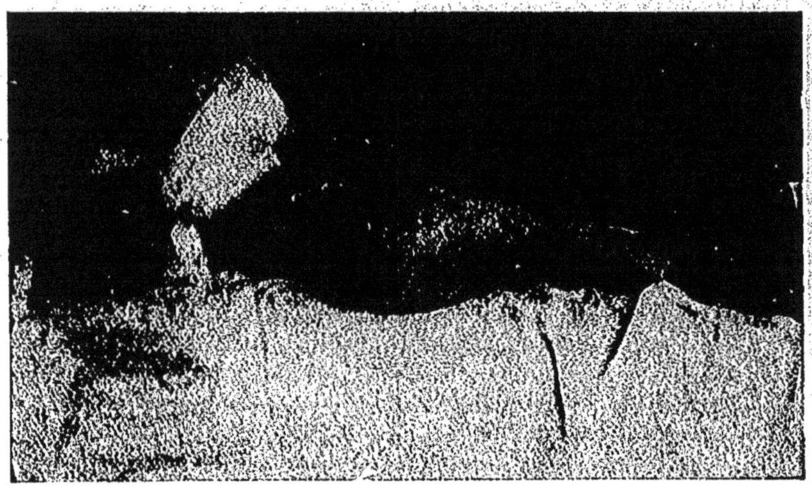

Fig. 17. — Sarcome de la fosse iliaque du trochanter à droite.

L'une, d'un petit garçon de 12 ans atteint de sarcome périosté de l'extrémité inférieure du fémur, prise pendant quelques mois par le médecin traitant pour une tumeur blanche.

Les parents refusèrent l'amputation, seule intervention possible.

L'autre, d'une petite fille de 9 ans atteinte d'un sarcome périosté du péroné droit ; elle succomba aux métastases après l'amputation.

La troisième, d'un jeune homme de 25 ans, présentant un sarçome central du fémur droit, sans myéloplaxes. Il guérit après amputation de la cuisse au tiers supérieur.

La quatrième enfin, d'un sarcome périosté chez une petite fille de 3 ans. Ce sarcome développé dans la fosse iliaque externe droite avait envahi le grand trachanter. La lésion était trop avancée pour justifier une intervention.

V. — Des tumeurs érectiles. (Avec 3 figures).

La conduite à tenir en présence d'une tumeur érectile de très grosses dimensions et à marche rapide chez un enfant nouveau-né est souvent embarrassante : l'observation que nous allons relater en est un exemple typique.

Il s'agit d'une petite fille de 2 mois, S. M..., d'Aillevillers. Elle est née à terme, avec un angiome siégeant sur la main et l'avant-bras. Aux premiers jours de sa vie la tumeur était peu élevée au-dessus du niveau de la peau normale du bras. Mais rapidement, le néoplasme augmenta de volume; en un point, sur la face dorsale de la main, il s'ulcéra et provoqua quelques petites hémorrhagies. Aucun traitement ne fut appliqué, un médecin ayant déclaré l'enfant trop jeune pour n'importe quelle thérapeutique.

Nuls antécédents héréditaires à noter, le père est bien portant, la mère aussi, mais lymphatique : Il existe un frère de 3 ans bien portant.

Le 10 septembre l'enfant nous est présenté à l'hôpital civil : c'est un bébé assez bien constitué, la voix est rauque, enrouée, mais depuis la naissance.

Sur la main et l'avant-bras gauche nous apercevons une tumeur de dimensions énormes. La main et l'avant-bras ont un aspect éléphantiasique, jusqu'au pli du coude en avant, en arrière jusqu'à une petite distance de l'olécrane. La tumeur est mollasse, bosselée, d'un bleu livide avec un piqueté rouge vif très abondant. Tous les doigts sont gonflés en forme de boudins. Du côté du bras, le néoplasme s'arrête par un bord net et saillant (comme le montre très bien la photographie ci-jointe) mais à une petite distance de ce bord se sentent encore quelques nodules érectiles sous-cutanés.

Les dimensions du bras dans toute l'étendue de la tumeur sont de plus du double de celles du bras normal. Dix centimètres de circonférence pour le bras droit et vingt-cinq pour le bras gauche. En enroulant le bras

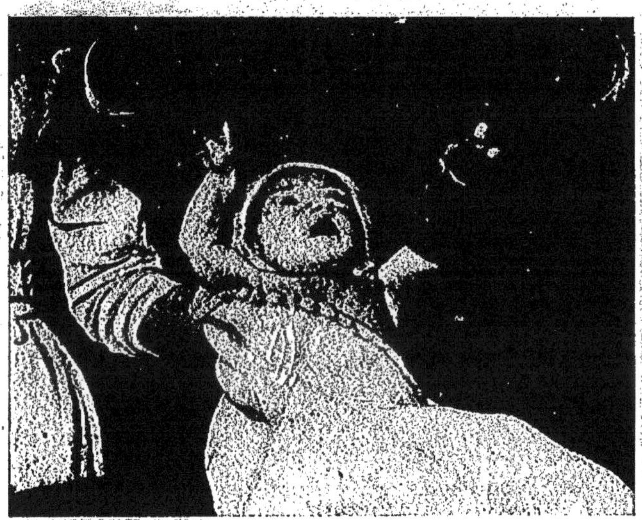

Fig. 18. — Tumeur érectile du bras et de la main.

d'une bande de toile on peut faire diminuer très notablement son volume.

L'artère humérale est facile à palper, elle est dure, comme scléreuse, et a le volume d'une humérale d'adulte ; elle donne au doigt la sensation du THRILL caractéristique des anévrysmes cirsoïdes et artério-veineux. Ces deux dernières productions angiomateuses étant de même nature, comme on l'admet aujourd'hui, que la tumeur érectile, ce signe n'a rien d'étonnant.

Toutes ces tumeurs rendent plus facile et plus large la communication entre le système artériel et le système veineux.

L'enfant présentait, en outre sur la main du côté sain, une tache vineuse de l'étendue d'une pièce de cinquante centimes, mais nullement saillante. L'enrouement dont il était atteint nous a fait penser à la possibilité d'une tumeur érectile sur les cordes vocales : affection que nous avons déjà rencontrée une fois en 1889 dans le service de M. Heydenreich sur un petit enfant atteint de nœvi érectiles multiples, disséminés sur tout le corps, et entre autres, très abondants sur les organes génitaux, les grandes lèvres, le clitoris.

Que faire en présence d'une lésion aussi étendue que celle que nous venons de décrire ?

L'électrolyse n'aurait donné aucun résultat. On sait avec quelle lenteur l'on obtient la sclérose du tissu érectile par cette méthode. Dès que la tumeur est d'un certain volume elle croît à l'autre extrémité, d'une quantité au moins égale à celle que l'on a détruite à l'autre bout.

D'ailleurs, dans le cas particulier le néoplasme progressait à pas de géant, puisqu'il y a deux mois, au moment de la naissance, le bras malade n'était pas plus gros que le membre sain.

Restait l'amputation : nous aurions été assez disposé à recourir à ce procédé radical, mais devant les résistances de la mère nous avons adopté la ligne de conduite suivante, tout en prévenant de la gravité de cette intervention.

Nous avons résolu d'enlever la tumeur depuis le coude jusqu'au poignet en extirpant toute la peau et le tissu cellulaire (en écorchant l'avant-bras). Nous pensions ultérieurement, par l'électrolyse, faire disparaître le tissu érectile de la main et des doigts.

Après avoir pansé à plat ; nous pensions attendre le bourgeonnement de cette vaste surface, puis nous aurions placé des greffes de Thiersch (épidermiques) prises sur la mère, et nous en aurions recouvert tout l'avant-bras de l'enfant.

Le 11 septembre nous avons exécuté la première partie de ce programme. Après avoir donné quelques gouttes de chloroforme à l'enfant nous avons placé une petite bande d'Esmarch, sur le bras, en nous servant comme garot d'une sonde Nélaton fixée par une pince.

L'extirpation de la tumeur n'amène aucune perte de sang. Avant d'enlever la compression nous avons fait une suture circulaire hémostatique sur l'extrémité de la manchette cutanée au bras et au poignet, cette dernière en plein tissu érectile. L'ablation du garot amena un petit suintement sanguin qu'arrêta la compression. Le pansement fut fait avec des compresses boriquées.

L'enfant sembla avoir bien supporté l'intervention. Il dormit et téta d'une façon normale.

Le lendemain, je refis le pansement. Aucune hémorrhagie ne s'était produite, l'état général paraissait excellent, quand dans le courant de l'après-midi, il fut pris de convulsions et mourut 36 heures après l'opération.

Examen de la tumeur. — La coupe de la tumeur présente un feutrage érectile très appréciable, même à la simple inspection. De distance en distance on voit la coupe béante d'un vaisseau artériel d'une certaine dimension. En somme rien de particulier à noter sauf que pendant la dissection du néoplasme, nous avons remarqué qu'il envoyait à travers l'aponévrose du bras, un grand nombre d'artérioles et de veinules vers le tissu musculaire.. La tumeur érectile recevait donc son irrigation sanguine non seulement des vaisseaux cutanés et sous-cutanés cependant fort développés, mais encore de rameaux perforants qui la mettaient directement en communication avec la radiale et la cubitale.

Malgré l'issue fatale de l'intervention, nous croyons que le plan opératoire que nous nous étions tracé était parfaitement logique. Le suivre semblait la seule conduite rationnelle en présence de cette lésion si étendue. Ce traitement seul pouvait faire espérer une guérison complète, avec conservation du membre.

Nous ne nous étions pas dissimulé la grandeur du traumatisme pour un organisme aussi jeune, mais nous avons vu des enfants nouveau-nés supporter des interventions au moins aussi offensives dans des cas de tumeurs du coccyx et de spina bifida, et nous serions tout disposé dans un cas analogue à mettre en exécution le même procédé opératoire.

Une autre thérapeutique qui présenterait peut-être cet avantage d'être beaucoup moins offensive pour l'organisme d'un enfant aussi jeune pourrait être la suivante.

Nous nous sommes demandé si dans le cas que nous rapportons nous n'aurions pas été autorisé à pratiquer *la ligature de l'humérale*, cette opération aurait certainement ralenti dans des proportions très notables l'accroissement de la tumeur, peut-être l'aurait-elle même enrayé complètement. Dans tous les cas nous croyons que cette ligature aurait permis au traitement électrolytique de fournir son maximum de rendement et même de scléroser complètement le tissu érectile ; en supposant que la ligature n'eut pas amené de sphacèle.

Quoi qu'il en soit, nous croyons que cette méthode qui ne nous semble pas encore avoir été mise en exécution chez un tout jeune enfant, mériterait d'être placée en parallèle avec l'extirpation totale suivie de greffes dermo-épidermiques. Le traumatisme nous paraît devoir être incontestablement moindre dans le premier procédé.

Ajoutons en terminant cette observation que le traitement des tumeurs érectiles chez l'enfant d'une façon générale, nous paraît comporter les remarques suivantes :

1° Chez le nouveau-né les taches érectiles sont fréquentes et presque toujours, loin de s'accroître, elles disparaissent dans les premiers temps de la vie.

2° Lorsque l'une de ces taches se met à devenir saillante il faut de suite en commencer le traitement ; et ici il importe immédiatement d'établir une distinction.

Si la tumeur est petite et toute en surface, cutanée en un mot, il suffira de passer, à quelques jours d'intervalle, le thermo-cautère à plat sur la tache pour la voir disparaître.

Si au contraire la tumeur, tout en étant petite, a des tendances à croître dans la profondeur à devenir sous-cutanée, c'est à l'électrolyse qu'il faudra en demander la guérison.

3° Dans le cas où la tumeur s'accroît rapidement on doit en faire l'extirpation au bistouri. La cicatrice est souvent beaucoup moins visible que celle que laisse l'électrolyse, quand on peut suturer. C'est ce que nous venons de faire, avec succès, chez une petite fille de 8 semaines atteint d'un angiome de la grande lèvre droite ayant envahi une partie du vestibule du vagin.

Lorsque l'extirpation au bistouri a dû être très étendue et qu'il a été impossible de réunir, on doit panser à plat, et lorsque la plaie est bourgeonnante il est avantageux de la recouvrir de greffes de Thiersch.

4° Lorsqu'il s'agit d'une tumeur érectile des orifices, paupières, ou lèvres comme dans les deux cas dont nous donnons ci-joint la photographie, l'électrolyse seule

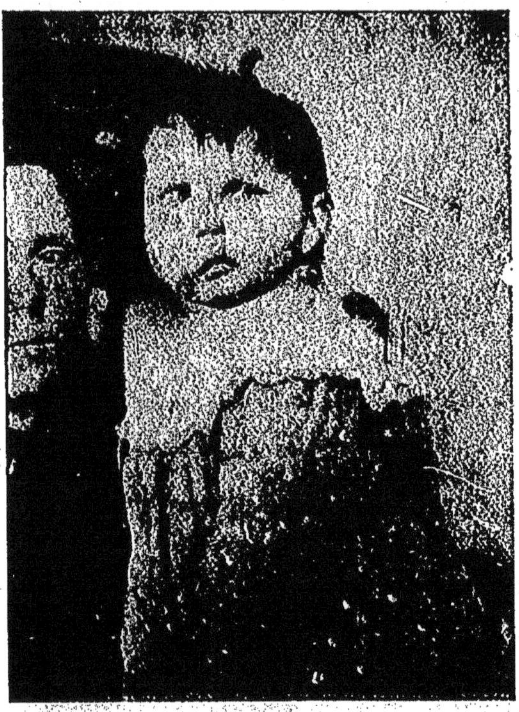

Fig. 19. — Tumeur érectile de la joue et de la lèvre droites.

sera employée si la chose est possible, de façon à sauvegarder l'intégrité de la peau et de la muqueuse de la bouche et des paupières. Chez ce garçon de 7 ans atteint de macrochélie de la lèvre supérieure, due à un angiome sanguin combiné avec un lymphagiome, nous avons extirpé la lèvre, en respectant la peau et partiellement la muqueuse.

Nos collègues les docteurs Weiss et Guilloz ont proposé récemment à la Société de médecine de Nancy de combiner l'électrolyse et l'extirpation.

La première, en coagulant après 2 ou 3 séances le sang à l'intérieur d'un angiome ou d'une portion de la tumeur, rendrait l'extirpation plus facile et tout à fait exsangue.

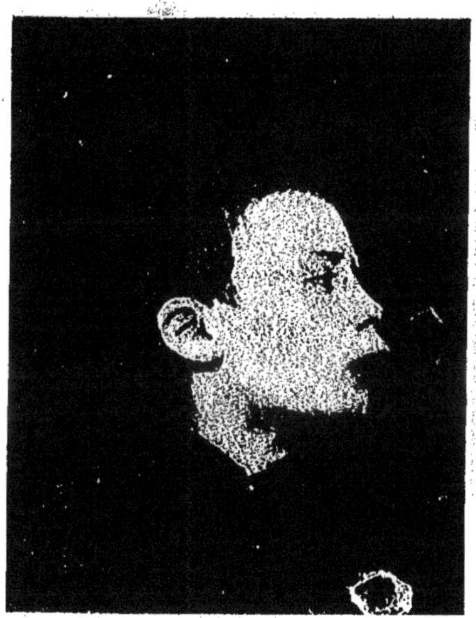

Fig. 20. — Macrochélie due à un angiome de la lèvre supérieure.

La proposition vaut d'être suivie, surtout, croyons-nous, dans les grosses tumeurs à lobulations multiples dont l'extirpation, en une seule fois, risquerait de constituer une trop grosse intervention chez un petit enfant.

5° Quand la tumeur angiomateuse est volumineuse, et exceptionnellement grosse, comme celle que nous avons décrite, et qu'elle siège sur un membre on peut suivre la conduite que nous avons tenue, c'est-à-dire extirper en évitant toute perte de sang. Les injections de perchlorure de fer, plusieurs fois employées par nous, ne nous ont donné que très peu de résultats.

On pourrait aussi, plutôt que de recourir à l'amputation du membre, faire la ligature de l'artère principale de l'extrémité malade, puis ensuite essayer d'enrayer avec l'électrolyse le développement du néoplasme.

Cette dernière (l'électrolyse) est la seule ressource thérapeutique dans ces énormes angiomes de la face, qui envahissent tout ou partie des lèvres, du nez et même des muqueuses ; sans que l'on puisse cependant en attendre de résultats bien appréciables. Quelquefois d'ailleurs il arrive un moment où ces angiomes ne semblent plus s'accroître comme nous avons pu le constater en 1892 sur une jeune malade du service de M. Lannelongue à l'hôpital Trousseau. Le cou et toute la partie gauche de la face étaient gonflés démesurément par une tumeur érectile et depuis des années cette tumeur était stationnaire.

Nous rappellerons aussi le malade présenté à la Société de médecine de Nancy en 1893 par M. le Professeur Nicolas, et qui s'exhibait aux foires, sous le nom de l'homme à la tête de veau. Toute sa face était envahie par le tissu érectile, son nez et sa lèvre supérieure étaient confondus et allongés, la langue également était envahie et d'apparence bifide.

Le porteur de cet angiome avait 26 ans, la lésion était congénitale, mais ne semblait plus s'accroître d'une façon appréciable.

VI. – Chéloïdes cicatricielles. — Leur ablation. (Avec 2 figures.)

Il est rare de rencontrer des chéloïdes cicatricielles aussi étendues et aussi proéminentes que celles que portait l'enfant dont je vais vous relater l'histoire.

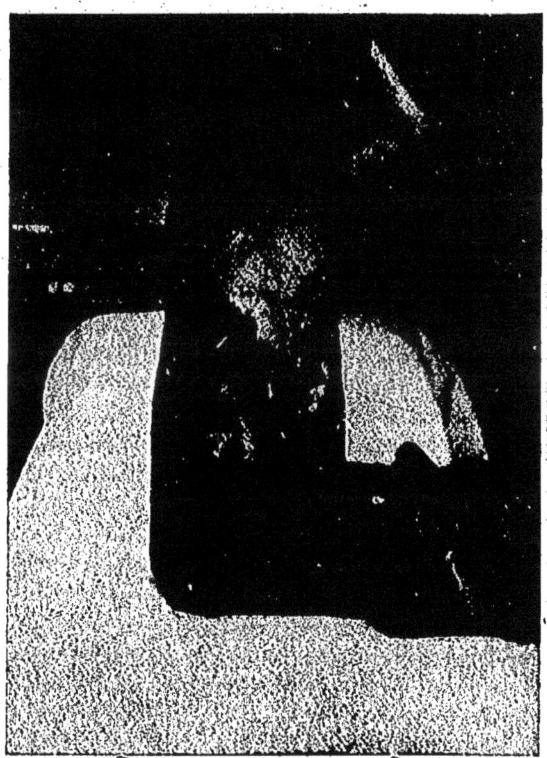

Fig. 21. — Chéloïdes cicatricielles de l'abdomen et du dos.

X. G...., 11 ans, fils d'un ingénieur européen et d'une femme malgache fut surpris par un incendie de prairie et fut brûlé avec deux de ses petits camarades dont l'un succomba. La cicatrisation mit dix-huit mois à se faire et devint en même temps exubérante. Pendant deux ans une série de traitements furent essayés pour diminuer l'hypertrophie des cicatrices.

Rien ne réussit ni la compression, ni les emplâtres de Vigo, ni la teinture d'iode.

Entre temps, de petits abcès se développaient dans les chéloïdes donnaient de la fièvre à l'enfant puis se rompaient, en laissant écouler du pus et du sang.

Le père se décida à amener l'enfant en France en juin 1902 et me le montra.

C'était un petit garçon bien constitué, d'un bon tempérament, ni scrofuleux, ni spécifique et sans maladies antérieures. Il a deux sœurs bien portantes. Le père et la mère ont également une bonne santé.

Après l'avoir déshabillé je constate sur toute la partie droite du thorax et de l'abdomen, sur la fesse et la cuisse du même côté, des placards chéloïdiens épais, de couleur variant du noir au rouge, sillonnés de nombreuses veinules, mamelonnés de saillies véruqueuse.

Ci-joint la photographie de l'enfant. Je vous présente en outre une photographie d'un enfant atteint de brûlures non chéloïdiennes de la joue et du cou. Ces brûlures ont provoqué un ectropion de la lèvre inférieure. Ces cicatrices de brûlure ne ressemblent nullement à la chéloïde.

L'élévation de ces placards est à quelques endroits de 3 centimètres au-dessus de la peau normale. Tout autour l'on voit des zones cicatricielles blanches, lisses, nullement chéloïdiennes. Des placards de moindre étendue et de moindre élévation se rencontrent sur le bras droit, à la partie interne des cuisses, dans la région poplitée droite.

L'ensemble des placards du tronc a 50 centimètres dans son diamètre vertical et 35 dans sa plus grande largeur. Ces placards durs au toucher nullement douloureux, sauf au niveau des petites ulcérations, sont mobiles sur l'aponévrose sous-jacente. Cependant ceux qui siègent sur la fesse et sur la région sous-épineuse sont adhérents dans la profondeur.

En trois points existent des ulcérations, larges comme une pièce de 50 centimes, plus ou moins pro-

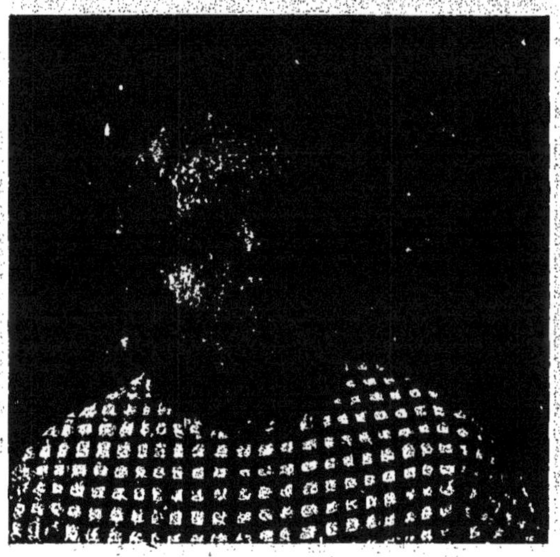

Fig. 22. — Cicatrices dues à des brûlures non chéloïdiennes ectropion de la lèvre inférieure

fondes et laissant suinter un pus mêlé de sérosité et de sang.

C'est le reliquat des derniers petits abcès.

L'indication d'agir énergiquement contre les chéloïdes peut être justifiée par l'aspect disgracieux de ces masses informes. Cette indication est encore plus nette lorsque leur présence occasionne une gêne dans le fonctionnement d'un membre.

Malgré cela, le chirurgien prudent hésitera souvent à proposer une intervention sanglante, à cause de la fréquence de la récidive de ces tumeurs et de la remarque souvent faite, qu'après leur ablation, elles repoussent plus vigoureuses, plus disgracieuses et plus gênantes qu'auparavant.

Dans notre cas particulier, le peu de vitalité des chéloïdes existantes, les accidents fréquents de suppuration et d'hémorrhagie dont elles étaient le siège, nous incitèrent à proposer leur ablation chirurgicale, sans dissimuler la possibilité d'une récidive.

En quatre séances opératoires, j'excisais tous les placards chéloïdiens. Je suturais la peau partout où elle était assez mobile ; je fis quelques débridements et quelques sutures autoplastiques et je posais des greffes dermo-épidermiques, sur les points dont la réunion était impossible.

Le résultat immédiat fut très satisfaisant.

L'enfant resta au pensionnat de l'hôpital civil, du mois d'août 1902, jusqu'au mois de janvier 1903.

Quand il repartit pour l'Afrique, toutes les plaies étaient cicatrisées, mais les deux extrémités du placard du tronc, montraient un début de récidive. C'était d'une part sur l'épaule, d'autre part sur la fesse, aux deux points où nous avions constaté une adhérence profonde de la chéloïde. Là également l'asepsie n'avait pas pu être très rigoureuse à cause des mouvements de l'enfant du côté de l'épaule et de la proximité de l'anus du côté de la fesse.

A la fin de l'année 1903, nous avons pu avoir des nouvelles de l'enfant, par une tante qui habite Nancy ; les choses étaient restées en état et n'avaient nullement empiré.

Le tissu enlevé ne présentait rien de particulier ; il criait sous le scalpel et avait l'aspect lardacé. Quelques petites loges purulentes se voyaient sur la coupe. Au microscope, il était composé de fibres conjonctives et d'îlots de leucocytes, sans traces de glandes. Enfin, on y décelait de nombreux streptocoques.

Il est rare qu'on ait l'occasion d'observer des chéloïdes de pareille étendue et de pareille épaisseur.

Il me semble qu'actuellement, les chéloïdes cicatricielles sont beaucoup moins fréquentes qu'il y a 15 ou 20 ans. Cependant le nombre de sujets lymphatiques atteints de plaies, de brûlures ou d'ulcérations quelconques paraît être le même.

Je me demande si l'asepsie et l'antisepsie n'ont pas leur bonne part dans cette diminution de ces complications secondaires des plaies. Et en effet, chez mon petit malade, les seuls points où une récidive partielle s'est produite, sont ceux que leur position soustrayait à une asepsie rigoureuse, les épaules et les fesses.

Dans ces deux régions aussi, comme je l'ai dit, les cicatrices étaient profondes et ne glissaient pas sur les plans sous-jacents.

Une bonne part du résultat heureux que je puis relater dans ce cas, revient aussi aux greffes dermo-épidermiques que mon regretté maître Heydenreich vulgarisa chez nous et dont je n'eus qu'à me louer, même lorsqu'elles ne reprenaient que partiellement.

TABLE DES MATIÈRES

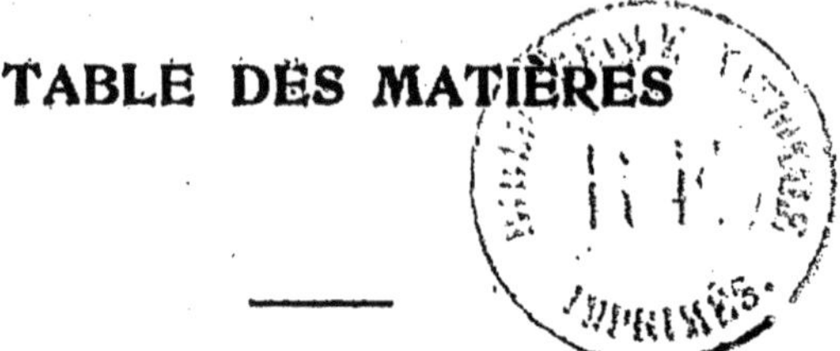

IMP. A. CRÉPIN-LEBLOND, NANCY

NANCY. — IMPRIMERIE A. CRÉPIN-LEBLOND

www.ingramcontent.com/pod-product-compliance
Ingram Content Group UK Ltd.
Pitfield, Milton Keynes, MK11 3LW, UK
UKHW021047220726
13924UKWH00005B/2049

9 782019 941666